北京大学血管医学
临床诊疗常规

PEKING UNIVERSITY DIAGNOSTIC AND MANAGEMENT CLINICAL STANDARD ON VASCULAR MEDICINE

主　编　王宏宇（北京大学首钢医院，
　　　　　　　　北京大学医学部血管健康研究中心）

副主编　（按姓名笔画排序）
　　　　马青变（北京大学第三医院）
　　　　王宽婷（北京大学首钢医院）
　　　　曲华清（北京大学国际医院）
　　　　刘天虎（北京大学首钢医院血管医学中心成都分中心，
　　　　　　　　成都市郫都区人民医院）
　　　　李天润（北京大学第三医院）
　　　　张学武（北京大学人民医院）

北京大学医学出版社

BEIJING DAXUE XUEGUAN YIXUE
LINCHUANG ZHENLIAO CHANGGUI

图书在版编目（CIP）数据

北京大学血管医学临床诊疗常规 / 王宏宇主编 .
— 北京：北京大学医学出版社，2021.1
　ISBN 978-7-5659-2230-5

　Ⅰ . ①北…　Ⅱ . ①王…　Ⅲ . ①血管疾病 – 诊疗　Ⅳ .
① R543

中国版本图书馆 CIP 数据核字（2020）第 126529 号

北京大学血管医学临床诊疗常规

主　　编：	王宏宇
出版发行：	北京大学医学出版社
地　　址：	（100083）北京市海淀区学院路 38 号　北京大学医学部院内
电　　话：	发行部 010-82802230；图书邮购 010-82802495
网　　址：	http://www.pumpress.com.cn
E - m a i l：	booksale@bjmu.edu.cn
印　　刷：	北京溢漾印刷有限公司
经　　销：	新华书店
责任编辑：	陈 奋　张立峰　责任校对：靳新强　责任印制：李 啸
开　　本：	787 mm×1092 mm　1/32　印张：9.625　字数：220 千字
版　　次：	2021 年 1 月第 1 版　2021 年 1 月第 1 次印刷
书　　号：	ISBN 978-7-5659-2230-5
定　　价：	40.00 元

本书由

北京大学医学出版基金资助出版

主编简介

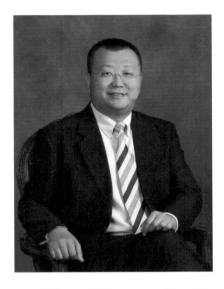

王宏宇，医学博士／教授／主任医师／博士生导师

汉族，1967 年 12 月出生，山西大同人，医学博士，北京大学教授，心脏和血管医学专业主任医师，博士／硕士生导师。国家重点研发计划"人工智能辅助心脑血管疾病诊疗服务模式解决方案"课题负责人，北京大学首钢医院副院长兼血管医学中心主任，北京大学医学部血管健康研究中心主任，北京大学医学部血管疾病社区防治中心主任，北京大学临床研究所心脏和血管健康研究中心主任，分子心血管学教育部重点实验室特聘教授，北京大学医学部睡眠医学中心和北京大学睡眠研究中心专家委员会委员，北京大学首钢医院副院长兼血管医学中心主任，北京大学医学部"血管医学"、北京大学"血管探秘"课程教研室主任。

1997 年开始进行血管功能研究，2004 年作为原卫生部十年百项计划"血管病变早期检测技术推广"项目负责人，在国际上率先提出血管病变早期检测系统，组织制订了国际上第一个血管病变早期检测技术应用指南；2010 年 4 月，创建了**我国第一家血管医学专业临床诊疗中心——北京大学首钢医院血管医学中心**；2011 年和 2019 年，分别主持我国针对血管健康管理与预后心血管疾病关系的人群队列研究和多中心临床干预研究（BEST，NCT02569268；EndoFIND，NCT04013204）。目前已发表学术文章 240 余篇，其中 SCI 收录文章 26 篇。主编我国第一部血管医学领域专著《血管病学》和"中国血管健康科普系列丛书"（共 8 册），共主编著作 10 余部。主持和负责多项国家和北京市科研项目。北京市优秀人才、北京大学医学部优秀教师、首届北京大学"临床医疗奖"获得者。目前担任国际血管健康学会（International Society of Vascular Health，ISVH）执行委员会委员，国际血管健康学会中国分会主席，美国高血压学院院士。中国医药教育协会血管医学专业委员会主任委员，中日医学科技交流协会心脏和血管医学专业委员会主任委员，中国心脏和血管健康学院院长，中央电视台纪录片和《健康之路》、北京电视台《健康北京》和《养生堂》节目特邀专家，《中国循环杂志》等国内外多家专业杂志的编委。

编委名单

主　编

　　王宏宇（北京大学首钢医院，
　　　　　　北京大学医学部血管健康研究中心）

副主编（按姓名笔画排序）

　　马青变（北京大学第三医院）

　　王宽婷（北京大学首钢医院）

　　曲华清（北京大学国际医院）

　　刘天虎（北京大学首钢医院血管医学中心成都分中心，
　　　　　　成都市郫都区人民医院）

　　李天润（北京大学第三医院）

　　张学武（北京大学人民医院）

编　者（按姓名笔画排序）

　　马青变（北京大学第三医院）

　　王　宁（北京大学国际医院）

　　王宏宇（北京大学首钢医院，
　　　　　　北京大学医学部血管健康研究中心）

　　王宽婷（北京大学首钢医院）

　　王瑶瑶（北京大学首钢医院）

　　王黎春（北京大学首钢医院）

　　文　芳（北京大学首钢医院）

　　田　慈（北京大学第三医院）

　　曲华清（北京大学国际医院）

　　刘　月（北京大学首钢医院）

刘　田（北京大学人民医院）

刘　欢（北京大学首钢医院）

刘天虎（北京大学首钢医院血管医学中心成都分中心，
　　　　成都市郫都区人民医院）

刘金波（北京大学首钢医院）

李天润（北京大学第三医院）

李光韬（北京大学第一医院）

李胜光（北京大学国际医院）

杨　泉（北京大学国际医院）

张　鹏（北京大学首钢医院）

张学武（北京大学人民医院）

张琼阁（北京大学首钢医院）

陈　占（北京大学第三医院海淀院区）

邵　苗（北京大学人民医院）

金银姬（北京大学第三医院）

徐丽玲（北京大学人民医院）

黄　薇（北京大学首钢医院）

蒋姗彤（北京大学首钢医院）

樊　勇（北京大学第一医院）

主编助理：蒋姗彤（北京大学首钢医院）

前言

我从 1997 年开始针对高血压血管功能进行研究，2004 年在（原）卫生部十年百项计划支持下推广"血管病变早期检测技术"。2010 年 4 月，我从北京大学人民医院调入北京大学首钢医院，建立了国内首家血管医学中心——北京大学首钢医院血管医学中心，学科成立至今已有 10 年，已成为实践血管病变早期检测技术系统的实体，同时也积累了一些血管医学专业临床和教学科研实践经验。期间我一直在思考编写一本反映这一学科特色和血管医学中心成立初衷、并践行"北大医学"文化的参考用书，以推动我国心脏和血管疾病的临床实践，能够更精准地在早期把血管相关的心血管疾病进行预防，提高全民健康水平，并助力"健康中国 2030"计划。我们欣喜地看到，近年来，国内许多医院和大学也相继成立了以血管为核心的临床诊疗单元和学术研究机构，血管医学特色医疗服务目前已涉及体检科、心血管内科、内分泌科、风湿免疫科、神经内科、心脏外科、血管外科、介入科、中医科、康复科和全科医学及社区卫生服务等专业学科，成为多学科合作创新模式下学科建设的成功实践范例。2011年，我们率先在北京大学医学部开设国内第一个"血管医学"课程；2014 年，"血管探秘"课程也在北京大学本部正式开设；2016 年，北京大学首钢医院成立了血管医学二级学科教研室，从而完善了血管医学专业医、教、研的整体建设。2019 年 5 月，北京大学医学部批准成立涵盖北京大学各专业的多学科交叉研究机构——北京大学医学部血管健康研究中心。以血管健康为核心的临床诊疗专业是以血管疾病早期预防为目标，应用我们基于多年实践在 2015 年提出的北京血管健康分级系统（Beijing Vascular Health Stratification，BVHS）为指导进行全生命周期血管健康管理，全身血管病治疗和康复为一体的全新学科。未来人工智能与互联网＋背景下的预防 - 治疗 - 康复三位一体的全生命周期、全身血管健康评价和全人群的血管健康整体管理策略将形成以信息化为支撑，依托社区的血管疾病智慧化三级诊疗实践防控联盟。这将为进一步规范和推动血管医学专业学科建设，推广血管医学专业学科的实践经验发挥积极的作用。我们编写此书主要基于北京大学在血管医学专业实践的经验，始终围绕全身血管健康管理为核心，传递血管疾病治疗到血管健康维护的新思路。参与编撰此诊疗常规的临床专家，将血管发生、常见的血管疾病种类、血管疾病的发病机制和临床诊疗和康复以全新的视角和编排思路通过不同章节展示给读者，重点突出全身血管疾病系统治疗和血管疾病早期检测和全生命周期的血管健康管理理念，具有很好的临床实用性，填补了国内这一领域的空白，可供血管相关专业人员的临床实践和职业发展参考，并有助于推动我国血管医学专业的发展和人才培养。不足之处，望大家指正。此书完稿之际，恰逢祖国七十周年华诞，谨以此书献给伟大的祖国，愿我们的祖国繁荣昌盛，人民健康幸福。

2019 年 12 月 10 日

农历己亥年十一月十五日于北京

目　　录

第一部分

血管医学概论

　　血管性疾病以其高致死率和致残率在过去的几十年间逐渐成为世界各国政府和学术界关注的焦点。随着对血管相关疾病认知水平的提高，目前已知人体动脉"血管树"的整体病情进展是造成各个重要器官功能障碍，甚至威胁生命的核心环节。心脏病和血管性疾病（如猝死、心肌梗死、脑卒中、晚期肾病、外周动脉闭塞等）与众多代谢异常的危险因素（如高血压、高血脂、糖尿病、高尿酸及同型半胱氨酸）相关，并导致进行性的血管损伤，最终引发上述心脏和血管事件，具有很高的致死率和致残率。此外，人体静脉作为循环系统的重要组成部分亦应受到广泛重视。随着年龄的增长、不良生活习惯的积累等，可能会出现静脉系统血流速度减慢、血管内皮受损等一系列病变。静脉系统的病变最常见的临床表现是血栓形成后患侧肢体的肿胀、疼痛以及皮肤表面的畸形变化等，对患者生活质量及心理健康产生极大影响。下肢深静脉血栓和相关的肺动脉栓塞临床发病急，易误诊和漏诊，亦具有极高的致死率和致残率。因此，全身血管性疾病防治的关键是早期血管病变的检测——早期检测出心脏和血管结构与功能异常，及时通过药物和非药物措施预防或逆转早期心脏和血管病变，对终身维护心脏和血管健康是极为有益的。

　　在发生急性心脑血管疾病后，有效的诊治固然十分重要，但是为了减轻我国日益加重的心脑血管疾病负担，更重要的是从根本上减少心脑血管疾病的发生。首先应依靠社区医生和全科医生加强群体健康知识的普及教育，使人群对自身健康情况加强关注，对疾病危险因素早期控制，对疾病的早期症状提高警惕，发现可疑症状能够及时就医，提高对自身疾病及其控制情况的知晓率。采取简单无创的方法对广大社区人群，特别是具有高危因素者进行定期筛查。对结果异常者，社区和全科医务工作者应在心脑血管专科人员参与下，共同制订血管健康管理方案，积极进行改变生活方式、降脂、降压、戒烟等血管相关疾病的一级预防，逆转早期血管病变，避免终末期血管事件的发生。

　　我国现有2亿多高血压患者和近2亿高脂血症患者，为使上述庞大的处于血管疾病危险状态的人群有效避免发生恶性心脑血管事件，我们应该从重视血管病治疗转向维护血管健康，规范地早期识别血管病变。随着对血管病变的深入认识，传统以心脏和大脑等器官分科对于血管疾病的综合防治已显示其局限性。血管医学已成为集传统的心血管病学、神经科学、内分泌学、肾内科学、冠状动脉外科学、血管外科学、康复医学、血管生物力学、健康教育学和遗传学为一体的新兴学科。2010年4月，北京大学首钢医院建立了国内首家血管医学中心；2016年9月，北京大学首钢医院成立国内第一个临床医学院血管医学二级学科教研室，开启了血管医学专业规范化学科建设的进程。血管医学专业学科的建立有助于集合社区医疗服务和全科医疗服务，精准实施心血管疾病三级诊疗服务，全生命周期综合维护血管健康，综合防治血管疾病，降低血管性疾病导致的人群不良后果，提高全民的整体素质，使血管疾病从早期预防、发病后的治疗到后期的康复构成完整的患者服务系统。

血管医学学科最显著的特征是其具有鲜明的转化医学特性。转化医学是一门新兴学科，其核心是将医学生物学基础研究成果迅速有效地转化为可在临床实际应用的理论、技术、方法和药物，是在实验室和病房之间架起一条快速通道，其致力于弥补基础实验研发与临床应用间的鸿沟，被称为"从试验台到病床"的一种连续过程。血管医学与转化医学息息相关，我们从 2004 年开始进行的近16 年临床和实验室研究成果也已相继转化到临床实际应用中。

血管僵硬度增加和硬化、钙化是动脉粥样硬化、高血压、糖尿病血管病变、血管损伤和慢性肾病等疾病共同的临床病理表现。以往认为血管钙化是机体钙磷代谢失衡所致的钙盐在细胞及细胞外基质沉积的结果。随着研究的进展，大量研究都证实，血管钙化是一个主动的、可逆的、受到高度调控的过程，涉及各个方面，包括细胞外基质的各种组分如胶原、糖蛋白、蛋白聚糖、基质水解酶等，调控血管平滑肌细胞向成骨细胞、软骨细胞表型分化的因素失衡，氧化应激，细胞凋亡等。这些研究也为临床防治血管钙化提供了新的策略。

血管生物学是对正常和病变血管壁细胞成分进行研究的生物科学。过去几十年的研究充分证实，血管内皮功能失调是血管性疾病最早期的表现，明显早于斑块和临床症状的出现。这一概念的确立使得在该阶段使用一些无创检查方法测定内皮依赖的血管舒张功能，以评价外周动脉粥样硬化病变早期的内皮功能障碍成为可能，为动脉粥样硬化的早期干预提供理论依据。采用超声检测血流介导的血管舒张功能、冠状动脉血流储备分数已经应用到临床。临床研究也发现高同型半胱氨酸血症患者冠状动脉血流储备分数功能降低，提示该类患者虽未出现临床血管事件，但已存在血管内皮功能失调，需要早期干预治疗。血管生物学最重要的贡献是服务于临床疾病的诊治，过去的几十年中，我们逐步了解了调控血管紧张性、稳态、血栓形成、炎症机制，以及急性冠状动脉综合征、斑块病理学、血管重塑等病理生物学。依托于这些理论，新的治疗手段如药物、手术、器材得到极大发展。血管医学涵盖了从血管生物学到血管性疾病临床诊治的整个领域，做到了从基础到临床的有机结合，能够快速推动基础研究的发展，此外，基础医学的发展及其科技成果能够快速转化为临床手段为患者服务。动脉硬化是心脑血管疾病发生的基础，早期发现和干预亚临床期血管病变的进展是延缓和控制心脑血管事件的根本措施。近十余年来，国际医学界关于血管病变早期检测的理论以及临床应用技术得到了突破性发展。目前多种无创性检测方法已应用于动脉早期（亚临床期）功能异常的检测。近年的多项大规模前瞻性队列研究[1-3]发现，血管内皮功能、动脉僵硬度、动脉内 - 中膜厚度、动脉斑块、踝臂指数、冠状动脉钙化、血压变异性、心率变异性等均与心脑血管疾病有关。既往的研究[4-5]也发现，动脉硬化与认知功能、痴呆等有关。此外，血液检查指标异常也提示血管性疾病的发生、发展，如高脂血症、糖尿病、炎症、高同型半胱氨酸血症、高尿酸血症、胰岛素抵抗指数、超敏 C 反应蛋白等是心血管疾病的独立危险因素。上述血管指标和危险因素经多项前瞻性队列研究证实了其临床应用价值，因此，可推荐常规用于临床评估。

我国血管健康评价指南规范了血管评价指标并方便其临床应用和推广。2018 版血管健康评价指南中，以下几点需要特别关注：

（1）血管健康状况综合评估，集合多种可靠的血管检测指标。

（2）不仅关注血管结构性病变，还应关注血管功能障碍；同样存在血管结构病变者，其血管弹性功能良好者发生心脑血管事件的风险较低。

（3）综合多种血管结构和功能指标，进行血管健康分级管理，不同分级人群，干预策略不同。

指南中提出了北京血管健康分级法（Beijing vascular health stratification，BVHS），综合了各种血管评估指标，进行分级管理，不仅关注血管结构病变，如狭窄或闭塞，还关注血管功能状况，如血管弹性和血管内皮功能，综合血管结构和功能指标全面评估。对于存在血管狭窄的人群，进一步进行亚组管理，对于同样存在血管狭窄病变者，再评估其动脉弹性功能，根据弹性功能状况再采取区别干预策略。

综上，血管结构损伤与功能障碍的指标，体现了传统的以及还未识别的心血管疾病危险因素的长期累积效应，在临床血管事件发生之前甚至之后，都可作为靶器官损害的替代性终点指标。本指南不仅关注危险因素，还关注整体血管健康水平，不仅适用于健康人群，还适用于已经存在危险因素人群和已经发生心脑血管疾病的人群，适用范围较广。此外指南中的推荐指标均为无创检查，可操作性和可重复性好，经济适用。

随着信息时代的高速发展，血管疾病的诊疗走向科技化成为必然趋势。目前，北京大学医学部血管健康研究中心和血管疾病社区防治中心依托所承担的 2017 年国家重点研发计划"高可信强智能的心脑血管疾病诊疗服务模式"，对各级医疗机构中的医疗数据、医疗设备、医师及医疗技术人员，进行医疗信息共享和高效协作，对海量医疗数据进行有效的知识提取，进行自动化诊断，自动生成可解释规范化报告，搭建诊疗信息共享平台和面向三级诊疗的智能服务系统，构建装备网络共享中心和智能服务数据平台，开展新型诊疗服务模式的示范应用、评价、完善与推广。该项目的完成，将使心脑血管疾病种类与诊疗知识数据库及研究指标得到扩展，并丰富疾病诊疗的特征，充分发掘人工智能辅助下的心脑血管疾病三级诊疗新模式，缓解社会医疗资源利用的"孤岛"状态，为高可信强智能的心脑血管疾病诊疗服务模式提供完整的解决方案，相关技术、产品及标准规范能够推动及完善我国的医疗改革，为我国当前医疗诊断模式树立新的典范。此外，借助人工智能、虚拟现实、增强现实等前沿科技融合研发的智能化的血管医学教学辅助系统，将智能化的血管健康管理系统的服务模式应用到血管医学的教学改革，并为国家医学教育改革模式提供示范。

　　面对我国日益增长的心脑血管疾病负担，中共中央、国务院印发了《"健康中国 2030"规划纲要》，目的是最终实现全民健康的目标，而实现全民健康的突破口之一，就是维护全民血管健康，通过一些简单、无创、可重复性、经济适用的评估手段，可早期反映个体的血管健康状况，并能通过不同指标的组合，评估该个体的血管健康分级，从而制订不同的个体化预防、治疗和康复策略。值得庆幸的是，血管健康状况是可逆转的，血管健康状况较差的人群，通过简单的生活方式改善、药物治疗等，可以逆转至较好的血管健康等级。目前我国一些医疗机构也有部分血管检测，但缺乏对评估结果进行解读以指导预防和治疗的专业人员，因此，制订血管健康指南可指导血管技术评估人员解读结果，以及让大众了解自身血管健康状况。关于血管健康的早期综合维护，也是我国重大慢性非传染性疾病预防"关口"前移的重要体现，将为慢性病的早期防治提供新思路和新手段，最终有效防控慢性病，实现"健康中国2030"的国家战略目标。

第二部分
人体主要血管分布

第一节 脑的主要血管分布

一、脑血管的特点

脑的动脉壁较薄；静脉壁薄，缺乏平滑肌，无瓣膜，静脉不与动脉伴行，形成独特的硬脑膜窦，血液与神经元间有血脑屏障，能够阻止某些物质经由血液进入脑组织。脑组织由 4 条大动脉供血，血液供应量的 80% ~ 90% 来源于左、右两条颈内动脉构成的颈内动脉系统，10% ~ 20% 来源于由左、右两条椎动脉构成的椎 - 基底动脉系统。两个动脉系统在颅内的走行均十分曲折，因此，脑动脉的搏动不明显。此外，脑的血管侧支循环较丰富，能够对脑血液供应的调节和代偿起到重要作用。

二、脑的动脉

颈内动脉系统又称为脑的前循环系统，主要供应除枕叶和部分颞叶之外的大脑前 3/5 的血液。颈内动脉起于第 4 颈椎（甲状软骨上缘），由颈总动脉分出，按行程分 4 部：沿颈部向上直至颈动脉管外口的一段为颈部，后经颈动脉管进入海绵窦称为颈内动脉管段，后紧靠海绵窦内侧壁，穿出后至蝶骨的前床突内侧，分别称为海绵窦段和脑段。颈内动脉进入颅内后开始进行分支，主要包括眼动脉、脉络膜前动脉、后交通动脉等主要分支，最后在视交叉外侧正对前穿质处分成大脑前动脉和大脑中动脉两个主要终末支。

椎 - 基底动脉系统又称脑的后循环系统，主要供应脊髓上部、大脑的后 2/5（枕叶、颞叶的一部分、丘脑后大半部和下丘脑的小部分）、脑干和小脑的血液。

大脑动脉环也称为 Willis 环，由两侧大脑前动脉起始段、两侧颈内动脉末段、两侧大脑后动脉及前、后交通动脉连通而共同组成。位于脑底下方、蝶鞍上方，环绕视交叉、灰结节及乳头体周围。此环使两侧颈内动脉系与椎 - 基底动脉系相交通，在正常情况下大脑动脉环两侧的血液不相混合，而是作为一种代偿的潜在装置。不正常的大脑动脉环易出现动脉瘤，前交通动脉和大脑前动脉的连接处是动脉瘤的好发部位。

三、脑的静脉

脑的静脉可分为两类，一类是收集大脑血液的静脉，一类是收集脑干和小脑血液的静脉。大脑的静脉分为浅（外）、深（内）两组，两组之间相互吻合。

（一）大脑外静脉

以大脑外侧沟为界分为：大脑上静脉（外侧沟以上），收集大脑半球外侧面和内侧面的血液，注入上矢状窦。大脑下静脉（外侧沟以下），收集大脑半球外侧面下部和底面的血液，主要注入横窦和海绵窦。大脑中静脉：位于大脑外侧沟附近，又分为浅、深两组。大脑中浅静脉收集半球外侧面近外侧沟的静脉，沿外侧沟向前下，注入海绵窦。大脑中深静脉收集脑岛的血液，与大脑前静脉和纹状体静脉汇合成基底静脉，注入大脑大静脉。

（二）大脑内静脉

由脉络丛静脉和丘纹静脉在室间孔后上缘合成，向后至松果体后方，与对侧的大脑内静脉汇合成一条大脑大静脉，也称 Galen 静脉。大脑大静脉收集半球深部的髓质、基底核、间脑和脉络丛等处的静脉血，在胼胝体压部的后下方向后注入直窦。

第二节　心脏的主要血管分布

一、心脏血管的特点

动脉是运送血液离心的管道，管壁较厚，可分 3 层：内膜菲薄，腔面为一层内皮细胞，能减少血流阻力；中膜较厚，含平滑肌、弹性纤维和胶原纤维，大动脉以弹性纤维为主，中、小动脉以平滑肌为主；外膜由结缔组织构成，含胶原纤维和弹性纤维，可防止血管过度扩张。动脉壁的结构和功能密切相关。大动脉中膜弹性纤维丰富，有较大的弹性，以适应心室射血时管壁的被动扩张。心室舒张时，管壁弹性回缩，推动血液继续向前流动。中、小动脉，特别是小动脉中膜平滑肌可在神经体液调节下收缩或舒张以改变管腔大小，从而调控局部血流量和血流阻力。动脉在行程中不断分支，愈分愈细，最后移行为毛细血管。毛细血管是连接动、静脉末梢间的管道，管壁主要由单层内皮细胞和基膜构成。毛细血管数量多，彼此吻合成网，管壁薄，通透性大，管内血流缓慢，是血液与血管外组织液进行物质交换的场所。

静脉是引导血液回心的血管。小静脉由毛细血管汇合而成，在向心回流过程中不断接受属支，逐渐汇合成中静脉、大静脉，最后注入心房。静脉管壁也可以分内膜、中膜和外膜3层，但其界线常不明显。与相应的动脉比较，静脉管壁薄、管腔大、弹性小、血容量大。

二、心脏的动脉

心脏本身的血液循环称为冠状循环。主要由冠状动脉、毛细血管和冠状静脉组成。心的动脉供应主要来自冠状动脉；心的静脉绝大部分经冠状窦回流到右心房，少量直接进入心腔（主要是右心房）。冠状动脉由主动脉根部发出，走行于心脏表面，像树根一样逐级分出许多分支。冠状动脉主要分为两支，即右冠状动脉和左冠状动脉。

（一）左冠状动脉

左冠状动脉起于主动脉的左冠状动脉窦，主干很短，向左行于左心耳与肺动脉干之间，然后分为前室间支和旋支。左冠状动脉主干的分叉处常发出对角支，向左下斜行，分布于左心室前壁，粗大者也可至前乳头肌。

1. 前室间支　也称前降支，似为左冠状动脉的直接延续，沿前室间沟下行，其始段位于肺动脉始部的左后方，被肺动脉始部掩盖，其末梢多数绕过心尖切迹止于后室间沟下1/3，部分止于中1/3或心尖切迹，可与后室间支末梢吻合。前室间支及其分支分布于左室前壁、前乳头肌、心尖、右室前壁一小部分、室间隔的前2/3，以及心传导系的右束支和左束支的前半。前室间支的主要分支有：

（1）左室前支：3～5支者多见，分别向心左缘或心尖斜行，主要分布于左室前壁、左室前乳头肌和心尖部。

（2）右室前支：很短小，分布于右心室前壁靠近前纵沟区域。第1支往往在近肺动脉瓣水平处发出，分布至肺动脉圆锥，称为左圆锥支。此支与右冠状动脉右圆锥交互相吻合形成动脉环，称为 Vieussens 环，是常见的侧支循环。

（3）室间隔前支：起自前室间支的深面，穿入室间隔内，分布于室间隔的前 2/3。

2. 旋支　也称左回旋支。从左冠状动脉主干发出后即走行于左侧冠状沟内，绕心左缘至左心室隔面，多在心左缘与后室间沟之间的中点附近分支而终。旋支及其分支分布于左房、左室前壁一小部分、左室侧壁、左室后壁的一部或大部，甚至可达左室后乳头肌，约 40% 的人分布于窦房结。旋支的主要分支有：

（1）左缘支：于心左缘处起于旋支，斜行至心左缘。该支较恒定，也较粗大，分支供应心左缘及邻近的左室壁。

（2）左室后支：多数为 1 支，分布于左室隔面的外侧部。较大旋支发出的左室后支也可分布至左室后乳头肌。

（3）窦房结支：约 40% 起于旋支的起始段，向上经左心耳内侧壁，再经左房前壁向右至上腔静脉口，多以逆时针方向从上腔静脉口后方绕至前面，从尾端穿入窦房结。

（4）心房支：为一些细小分支，分别供应左房前壁、外侧壁和后壁。

（5）左房旋支：起于旋支近侧段，与主干平行，向左后行于旋支上方，分布于左房后壁。

（二）右冠状动脉

右冠状动脉起于主动脉的右冠状动脉窦，行于右心耳与肺动脉干之间，再沿冠状沟右行，绕心锐缘至膈面的冠状沟内。一般在房室交点附近或右侧，分为后室间支和右旋支。右冠状动脉一般分布于右房、右室前壁大部分、右室侧壁和后壁的全部、左室后壁的一部分和室间隔后 1/3，包括左束支的后半以及房室结（93%）和窦房结（60%）。右冠状动脉的分支有：

（1）右缘支：较粗大、恒定，沿心锐缘左行，分布至附近心室壁。左、右缘支较粗大、恒定，冠状动脉造影时可作为确定心缘的标志。

（2）后室间支：亦称后降支，约 94% 的人该支起于右冠状动脉，其余者起于旋支，自房室交点或其右侧起始后，沿后室间沟下行，多数止于后室间沟下 1/3，小部分止于中 1/3 或心尖切迹，可与前室间支的末梢吻合。该支除分支供应后室间沟附近的左、右室壁外，还发 7 ~ 12 支室间隔后支，穿入室间隔，供应室间隔后 1/3。

（3）右旋支：为右冠状动脉的另一终支，起始后向左行越过房室交点，止于房室交点与心左缘之间，也可有细支与旋支（左旋支）吻合。

（4）右房支：分布于右心房，并形成心房动脉网。

（5）房室结支：约 93% 的人房室结支起于右冠状动脉。

右冠状动脉的右旋支经过房室交点时，常形成倒"U"形弯曲，房室结支多起于该弯曲的顶端，向深部进 Koch 三角的深面，其末端穿入房室结，供应房室结和房室束的近侧段。该支还向下分出细小分支供应室间隔上缘的小部分。右冠状动脉的"U"形弯曲，出现率为 69%，一旦出现即为冠状动脉造影的一个有用的辨认标志。

三、心脏的静脉

心脏的静脉可分为浅静脉和深静脉两个系统。浅静脉起于心肌各部，在心外膜下汇合成静脉网与干，经冠状窦收集汇入右心房。冠状窦的主要属支有心大、中、小静脉，此外冠状窦还收集一些小静脉属支。有些小静脉可以直接注入心腔。深静脉也起于心肌层，直接汇入心腔，多数回流入右心房。

第三节　主动脉及其分支

主动脉是体循环的动脉主干，由左心室发出，起始段为升主动脉，向右前上方斜行，于右侧第 2 胸肋关节高度移行为主动脉弓，再转向左后方，于第 4 胸椎椎体下缘处移行为胸主动脉，沿脊柱左侧下行并转至其前方，于第 12 胸椎水平穿膈的主动脉裂孔，移行为腹主动脉，腹主动脉在腹腔内沿脊柱左前方下降，至第 4 腰椎椎体下缘处分为左髂总动脉和右髂总动脉。髂总动脉沿腰大肌内侧下行，至骶髂关节处分为髂内动脉和髂外动脉。

全程共分三段：升主动脉、主动脉弓、降主动脉。升主动脉发出左、右冠状动脉。主动脉弓凹侧发出数条细小的支气管支和气管支，主动脉弓凸侧自右向左发出 3 大分支：头臂干、左颈总动脉和左锁骨下动脉。头臂干为粗短干，向右上方斜行至右胸锁关节后方分为右颈总动脉和右锁骨下动脉。左右颈总动脉分布于头颈部。左右锁骨下动脉分布于上肢。降主动脉以膈为界又分为胸主动脉和腹主动脉。胸主动脉和腹主动脉分支供应胸、腹壁和胸腹腔脏器（图 2-1）。

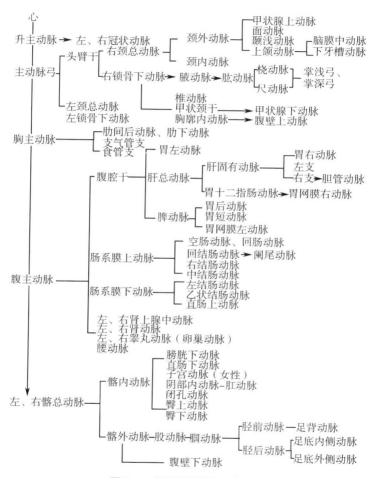

图 2-1　体循环动脉分支概况

一、颈总动脉及其主要分支

颈总动脉是头颈部的主要动脉干，左侧发自主动脉弓，右侧起于头臂干。颈总动脉上段位置表浅，在活体上可摸到其搏动。两侧颈总动脉均经胸锁关节后方，沿食管、气管和喉的外侧上行，至甲状软骨上缘水平分为颈内动脉和颈外动脉。颈外动脉初居颈内动脉前内侧，后经其前方转至外侧，向上穿腮腺至下颌颈处分为颞浅动脉和上颌动脉两终支。主要分支有：甲状腺上动脉、舌动脉、面动脉、颞浅动脉、上颌动脉、枕动脉、耳后动脉和咽升动脉。颈内动脉由颈总动脉发出后，垂直上升至颅底，经颈动脉管入颅腔，分支分布于视器和脑。

二、锁骨下动脉及其主要分支

锁骨下动脉左侧起于主动脉弓，右侧起自头臂干。锁骨下动脉从胸锁关节后方斜向外至颈根部，呈弓状经胸膜顶前方，穿斜角肌间隙，至第 1 肋外缘延续为腋动脉。上肢出血时，可于锁骨中点上方的锁骨上窝处将该动脉压向后下方的第 1 肋进行止血。锁骨下动脉的主要分支有：

（1）椎动脉：从前斜角肌内侧发出，向上穿第 6 ~ 1 颈椎横突孔，经枕骨大孔入颅腔，分支分布于脑和脊髓。

（2）胸廓内动脉：从椎动脉起点的相对侧发出，向下入胸腔，沿第 1 ~ 6 肋软骨后面下降，分支分布于胸前壁、心包、膈和乳房等处。其较大的终支称腹壁上动脉，穿膈进入腹直肌鞘，在腹直肌鞘深面下行，分支营养该肌和腹膜。

（3）甲状颈干：为一短干，在椎动脉外侧、前斜角肌内侧缘附近起始，随即分为甲状腺下动脉、肩胛上动脉等数支，分布于甲状腺、咽和食管、喉和气管以及肩部肌、脊髓及其被膜等处。

此外，锁骨下动脉还发出肋颈干至颈深肌和第1、2肋间隙后部；肩胛背动脉至背部，参与构成肩关节动脉网。

锁骨下动脉的直接延续是腋动脉。腋动脉于第1肋外缘，续于锁骨下动脉，经腋窝深部至大圆肌下缘移行为肱动脉。其主要分支有：

（1）胸肩峰动脉：在胸小肌上缘处起于腋动脉，穿过锁胸筋膜，随即分为数支分布于三角肌、胸大肌、胸小肌和肩关节。

（2）胸外侧动脉：沿胸小肌下缘走行，分布到前锯肌、胸大肌、胸小肌和乳房。

（3）肩胛下动脉：在肩胛下肌下缘附近发出，行向后下，分为胸背动脉和旋肩胛动脉，前者供应背阔肌和前锯肌；后者穿过三边孔至冈下窝，营养附近诸肌，并与肩胛上动脉吻合。

（4）旋肱后动脉：伴腋神经穿四边孔，绕肱骨外科颈的后外侧，分布于二角肌和肩关节等处。

腋动脉还发出胸上动脉至第1、2肋间隙；旋肱前动脉至肩关节及邻近肌肉。

腋动脉的直接延续是肱动脉，肱动脉沿肱二头肌内侧下行至肘窝，至桡骨颈处分为桡动脉和尺动脉。肱动脉位置比较表浅，可触知其搏动，当前臂和手部出血时，可在臂中部将肱动脉压向肱骨以暂时止血。肱动脉最主要的分支是肱深动脉，自肱动脉发出后斜向后外侧，伴桡神经行于桡神经沟内，分支营养肱三头肌和肱骨，其终支参与构成肘关节网。肱动脉还发出尺侧上副动脉、尺侧下副动脉、肱骨滋养动脉和肌支，营养臂肌和肢骨。

桡动脉先经肱桡肌与旋前圆肌之间，继而在肱桡肌腱与桡侧腕屈肌腱之间下行，绕桡骨茎突至手背，穿第1掌骨间隙至手掌，与尺动脉掌深支吻合成掌深弓。桡动脉下段仅被皮肤和筋膜遮盖，是临床触摸脉搏的部位。桡动脉在行程中除发出分支参与构成肘关节网和营养前臂肌外，还发出：

（1）掌浅支：从桡腕关节处发出，穿鱼际肌或沿其表面至手掌，与尺动脉末端吻合成掌浅弓。

（2）拇主要动脉：在桡动脉从手掌深部浅出处发出，分为3支，至拇指掌面两侧缘和示指桡侧缘。

掌深弓由桡动脉末端和尺动脉的掌深支吻合而成。位于屈指肌腱深面，弓的凸缘在掌浅弓的近侧，约平腕掌关节高度。由弓发出3条掌心动脉，行至掌指关节附近，分别注入相应的指掌侧总动脉。

三、胸主动脉

胸主动脉是胸部的动脉主干，其分支有壁支和脏支两类。

（一）壁支

（1）肋间后动脉：共9对，在第3肋以下的肋间隙内，沿肋沟走行。

（2）肋下动脉：1对，走行于第12肋下方。此两者分布于胸壁、腹壁上部、背部和脊髓等处。

（3）膈上动脉：1对，分布于膈上面的后部。

（二）脏支

包括支气管支、食管支和心包支，是分布于气管、支气管、食管和心包的一些细小分支。

四、腹主动脉

腹主动脉是腹部的动脉主干，其分支包括壁支和脏支，但脏支远较壁支粗大。

（一）壁支

主要有腰动脉、膈下动脉、骶正中动脉等，分布于腹后壁、脊髓、膈下面、肾上腺和盆腔后壁等处。膈下动脉发出肾上腺上动脉。

（二）脏支

有成对脏支和不成对脏支两种。成对脏支有肾上腺中动脉、肾动脉、睾丸动脉（女性为卵巢动脉）；不成对脏支有腹腔干、肠系膜上动脉和肠系膜下动脉。

1. 肾动脉　一般平第 1～2 腰椎间盘高度起于腹主动脉，向外横行，至肾门附近分为前、后两干，经肾门入肾。肾动脉在入肾门之前发出肾上腺下动脉至肾上腺。

2. 睾丸动脉　细而长，在肾动脉起始处稍下方由腹主动脉前壁发出，沿腰大肌前面行向外下方，穿入腹股沟管，参与精索组成，分布于睾丸和附睾，故又称精索内动脉。在女性，卵巢动脉经卵巢悬韧带下行入盆腔，分布到卵巢和输卵管壶腹部。

3. 腹腔干　为粗而短的动脉干，在主动脉裂孔稍下方由腹主动脉前壁发出，随即分为胃左动脉、肝总动脉和脾动脉。

（1）胃左动脉：向左上方行至胃贲门附近，沿胃小弯向右行于小网膜两层之间，沿途分支供应食管腹段、贲门和胃小弯附近的胃壁。

（2）肝总动脉：从十二指肠上部的上缘向右行，进入肝十二指肠韧带，分为肝固有动脉和胃十二指肠动脉。

①肝固有动脉：行于肝十二指肠韧带内，在肝门静脉前方、胆总管左侧上行至肝门，分为左、右支，分别进入肝左、右叶。右支在入肝门前发出一支胆囊动脉，分布于胆囊。肝固有动脉还发出胃右动脉，在小网膜内行至幽门上缘，沿胃小弯向左行，与胃左动脉吻合，沿途分支于十二指肠上部和胃小弯附近的胃壁。

②胃十二指肠动脉：经胃幽门下缘分为胃网膜右动脉和胰十二指肠上动脉，前者沿胃大弯向左，沿途分出胃支和网膜支至胃和大网膜，其终末支与胃网膜左动脉吻合；后者又分前、后两支，在胰头与十二指肠降部之间的前、后面下行，分布于胰头和十二指肠。

（3）脾动脉：沿胰上缘蜿蜒左行至脾门，分为数条脾支入脾。脾动脉在胰上缘走行途中，发出多条较细小的胰支到胰体和胰尾；发出1~2支胃后动脉（出现率为60%~80%），经胃膈韧带上行，分布到胃体后壁上部；在脾门附近发出3~5支胃短动脉，经胃脾韧带至胃底；发出胃网膜左动脉，沿胃大弯右行，发出胃支和网膜支营养胃和大网膜，其终末支与胃网膜右动脉吻合成动脉弓。

4. 肠系膜上动脉　在腹腔干稍下方，约平第1腰椎高度起自腹主动脉前壁，经胰头与胰体交界处的后方下行，越过十二指肠水平部前面，进入小肠系膜根，向右髂窝走行，其分支有：

（1）胰十二指肠下动脉：于胰头与十二指肠之间走行，分前、后支与胰十二指肠上动脉前、后支吻合，分支营养胰和十二指肠。

（2）空肠动脉和回肠动脉：13~18支，由肠系膜上动脉左侧壁发出，行于小肠系膜内，反复分支并吻合形成多级动脉弓，由最后一级动脉弓发出直行小支进入肠壁，供应空肠和回肠。

（3）回结肠动脉：为肠系膜上动脉右侧壁发出的最下一条分支，斜向右下方，至盲肠附近分数支营养回肠末段、盲肠、阑尾和升结肠。至阑尾的分支称阑尾动脉，经回肠末端的后方进入阑尾系膜，分支营养阑尾。

（4）右结肠动脉：在回结肠动脉上方发出，向右行，分升、降支与中结肠动脉和回结肠动脉吻合，分支分布于升结肠。

（5）中结肠动脉：在胰下缘附近起于肠系膜上动脉，向前并稍偏右侧进入横结肠系膜，分为左、右支，分别与左、右结肠动脉吻合，营养横结肠。

5. 肠系膜下动脉　约平第 3 腰椎水平起于腹主动脉前壁，在壁腹膜后面沿腹后壁向左下走行，分支分布于降结肠、乙状结肠和直肠上部。

（1）左结肠动脉：横行向左，至降结肠附近分升支和降支，分别与中结肠动脉和乙状结肠动脉吻合，分布于降结肠。

（2）乙状结肠动脉：2～3 支，斜向左下方进入乙状结肠系膜内，各支间相互吻合成动脉弓，分支营养乙状结肠。乙状结肠动脉与左结肠动脉和直肠上动脉吻合。

（3）直肠上动脉：为肠系膜下动脉的直接延续，在乙状结肠系膜内下行，至第 3 骶椎处分为 2 支，沿直肠两侧分布于直肠上部，并与直肠下动脉吻合。

五、髂内动脉

髂内动脉是盆部的动脉主干，为一短干，沿盆腔侧壁下行，发出壁支和脏支。

（一）壁支

（1）闭孔动脉：沿骨盆侧壁向前下行，穿闭膜管至大腿，分支于内侧群肌和髋关节。

（2）臀上动脉和臀下动脉：分别经梨状肌上、下孔穿出至臀部，分支营养臀肌和髋关节等。

此外，髂内动脉还发出髂腰动脉和骶外侧动脉，分布于髂腰肌、盆腔后壁及骶管内结构。

（二）脏支

（1）脐动脉：为胎儿时期的动脉干，出生后其远侧段闭锁形成脐内侧韧带。发出 2 ~ 3 支膀胱上动脉，分布于膀胱中、上部。

（2）子宫动脉：沿盆腔侧壁下行，进入子宫阔韧带底部两层腹膜之间，在子宫颈外侧约 2 cm 处跨越输尿管前上方，再沿子宫侧缘迂曲上升至子宫底。子宫动脉分支营养子宫、阴道、输卵管和卵巢，并与卵巢动脉吻合。

（3）阴部内动脉：在臀下动脉前方下行，穿梨状肌下孔出盆腔，经坐骨小孔至坐骨直肠窝，发出肛动脉、会阴动脉、阴茎（蒂）动脉等分支，分布于会阴部。

此外，髂内动脉的脏支还有膀胱下动脉，分布于膀胱底、精囊腺和前列腺或阴道。直肠下动脉分布于直肠下部、前列腺或阴道等处。

六、髂外动脉

髂外动脉沿腰大肌内侧缘下降，经腹股沟韧带中点深面至股前部，移行为股动脉。髂外动脉在腹股沟韧带稍上方发出腹壁下动脉，进入腹直肌鞘，分布到腹直肌并与腹壁上动脉吻合。此外，发出一支旋髂深动脉，斜向外上，分支营养髂嵴及邻近肌。

（一）股动脉

股动脉是髂外动脉的直接延续，为下肢动脉的主干。其在股前部股三角内下行，穿过收肌管，出收肌腱裂孔至腘窝，移行为腘动脉。在腹股沟韧带稍下方，股动脉位置表浅，活体上可摸到搏动，下肢出血时可在该处将股动脉压向耻骨下支进行压迫止血。股动脉的主要分支为股深动脉，在腹股沟韧带下方 2 ~ 5 cm 处起于股动脉，经股动脉后方走向后内下方，沿途发出旋股内侧动脉分布于大腿内侧群肌，旋股外侧动脉分布于大腿前群肌，3 ~ 4 条穿动脉分布于大腿后群肌、内侧群肌和股骨。此外，由股动脉发出的腹壁浅动脉和旋髂浅动脉，分别至腹前壁下部和髂前上棘附近的皮肤及浅筋膜。临床常以上述两条动脉为轴心的分布区作为供区进行带血管蒂皮瓣移植。

（二）腘动脉

腘动脉在腘窝深部下行，至腘肌下缘，分为胫前动脉和胫后动脉。腘动脉在腘窝内发出数条关节支和肌支，分布于膝关节及邻近肌，参与膝关节网的构成。

（三）胫后动脉

胫后动脉沿小腿后面浅、深屈肌之间下行，经内踝后方转至足底，分为足底内侧动脉和足底外侧动脉 2 终支。胫后动脉主要分支有：

（1）腓动脉：起于胫后动脉上部，沿腓骨内侧下行，分支营养邻近诸肌和胫、腓骨。

（2）足底内侧动脉：沿足底内侧前行，分布于足底内侧。

（3）足底外侧动脉：位于足底外侧，斜行至第 5 跖骨底处，转向内侧至第 1 跖骨间隙，与足背动脉的足底深支吻合，形成足底弓。由弓发出 4 条跖足底总动脉，向前各分为 2 支趾足底固有动脉，分布到足趾。

（四）胫前动脉

胫前动脉由腘动脉发出后，穿小腿骨间膜至小腿前面，在小腿前群肌之间下行，至踝关节前方移行为足背动脉。胫前动脉沿途分支分布于小腿前群肌，并分支参与膝关节网。

（五）足背动脉

足背动脉是胫前动脉的直接延续，经踇长伸肌腱和趾长伸肌腱之间前行，至第 1 跖骨间隙近侧，分为第 1 跖背动脉和足底深支两终支，足背动脉位置表浅，在踝关节前方、内、外连线中点、踇长伸肌腱的外侧可触知其搏动，足部出血时可在此处向深部压迫足背动脉进行止血。足背动脉的主要分支：

（1）足底深支：穿第 1 跖骨间隙至足底，与足底外侧动脉末端吻合成足底弓。

（2）第 1 跖背动脉：沿第 1 跖骨间隙前行，分支至踇趾背面外侧缘和第 2 趾背内侧缘。

（3）弓状动脉：沿跖骨底弓形向外，由弓的凸侧缘发出 3 条跖背动脉，向前各分为 2 支细小的趾背动脉，分布于第 2 ～ 5 趾相对缘。

此外，足背动脉尚分出数支跗内侧动脉和跗外侧动脉，分布于跗骨和跗骨间关节。

第四节　静脉系统

静脉是运送血液回心的血管，起始于毛细血管，止于心房。静脉的数量比动脉多，管径较粗，管腔较大。与伴行的动脉相比，静脉管壁薄而柔软，弹性也小。静脉有下列特点：

（1）静脉瓣：成对，半月形，游离缘朝向心。静脉瓣有保证血液向心流动和防止血液逆流的作用。受重力影响较大的四肢静脉的瓣膜多，而躯干较大的静脉少或无瓣膜。

（2）体循环静脉分浅、深两类：浅静脉位于皮下浅筋膜内，又称皮下静脉。上肢和下肢的浅静脉扩张时，在活体表面可观察到呈蓝色的静脉轮廓，特别是手背和足背。浅静脉不与动脉伴行，最后注入深静脉。临床上常经浅静脉注射、输液、输血、取血或插入导管等。深静脉位于深筋膜深面，与动脉伴行，又称伴行静脉。深静脉的名称和行程与伴行动脉相同，引流范围与伴行动脉的分布范围大体一致。血栓性静脉炎时，深静脉血栓形成，可阻塞静脉管腔，导致静脉血回流受阻。

（3）静脉的吻合比较丰富：浅静脉在手和足等部位吻合成静脉网，深静脉环绕容积经常变动的脏器（如膀胱、子宫和直肠等）形成静脉丛。在器官扩张或受压的情况下，静脉丛仍能保证血流通畅。浅静脉之间、深静脉之间和浅、深静脉之间都存在丰富的交通支，这有利于侧支循环的建立。

（4）结构特殊的静脉：包括硬脑膜窦和板障静脉。硬脑膜窦位于颅内，无平滑肌，无瓣膜，故外伤时出血难止。板障静脉位于板障内，壁薄无瓣膜，借导血管连接头皮静脉和硬脑膜窦。

一、肺循环的静脉

肺静脉每侧两条，分别为左上、左下肺静脉和右上、右下肺静脉。起自肺门，向内穿过纤维心包，注入左心房后部。肺静脉将含氧量高的血液输送到左心房。左肺上、下静脉分别收集左肺上、下叶的血液，右肺上静脉收集右肺上、中叶的血液，右肺下静脉收集右肺下叶的血液。

二、体循环的静脉

体循环的静脉（图 2-2）包括上腔静脉系、下腔静脉系和心静脉系。下腔静脉系中收集腹腔内不成对器官（肝除外）静脉血液的血管组成肝门静脉系。

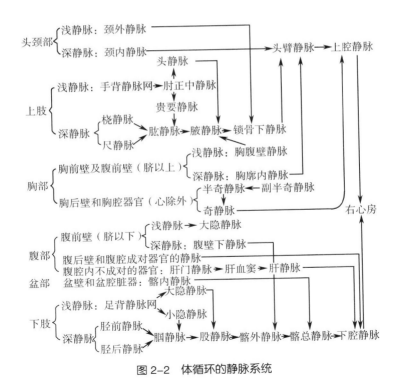

图 2-2　体循环的静脉系统

（一）上腔静脉系

由上腔静脉及其属支组成，收集头颈部、上肢和胸部（心和肺除外）等上半身的静脉血。

1. 头颈部浅静脉

头颈部浅静脉包括面静脉、下颌后静脉、颞浅静脉、颈前静脉和颈外静脉。

（1）面静脉：起自内眦静脉，在面动脉后方下行。在下颌角下方跨过颈内、外动脉的表面，下行至舌骨大角附近注入颈内静脉。面静脉通过眼上静脉和眼下静脉与颅内的海绵窦交通，并通过面深静脉与翼静脉丛交通，继而与海绵窦交通。面静脉缺乏静脉瓣，故而面部发生化脓性感染时，若处理不当（如挤压等），可导致颅内感染。因此，将鼻根至两侧口角的三角区称为"危险三角"。

（2）下颌后静脉：由颞浅静脉和上颌静脉在腮腺内汇合而成。上颌静脉起自翼内肌和翼外肌之间的翼静脉丛。下颌后静脉下行至腮腺下端处分为前、后两支，前支注入面静脉，后支与耳后静脉和枕静脉汇合成颈外静脉。下颌后静脉收集面侧区和颞区的静脉血。

（3）颈外静脉：由下颌后静脉的后支、耳后静脉和枕静脉在下颌角处汇合而成，沿胸锁乳突肌表面下行，在锁骨上方穿深筋膜，注入锁骨下静脉或静脉角。颈外静脉主要收集头皮和面部的静脉血。静脉末端有一对瓣膜，但不能防止血液逆流。正常人站位或坐位时，颈外静脉常不显露。当心脏疾病或上腔静脉阻塞引起颈外静脉回流不畅时，在体表可见静脉充盈轮廓，称颈静脉怒张。

（4）颈前静脉：起自颏下方的浅静脉，沿颈前正中线两侧下行，注入颈外静脉末端或锁骨下静脉。左、右颈前静脉在胸骨柄上方常吻合成颈静脉弓。

2. 头颈部深静脉

头颈部深静脉包括颅内静脉、颈内静脉和锁骨下静脉等。

（1）颈内静脉：于颈静脉孔处续于乙状窦，在颈动脉鞘内沿颈内动脉和颈总动脉外侧下行，至胸锁关节后方与锁骨下静脉汇合成头臂静脉。颈内静脉的颅内属支有乙状窦和岩下窦，收集颅骨、脑膜、脑、泪器和前庭蜗器等处的静脉血。颅外属支包括面静脉、舌静脉、咽静脉、甲状腺上静脉和甲状腺中静脉等。颈内静脉壁附着于颈动脉鞘，并通过颈动脉鞘与周围的颈深筋膜和肩胛舌骨肌中间腱相连，故管腔经常处于开放状态，有利于血液回流。颈内静脉外伤时，由于管腔不能闭锁和胸腔负压对血液的影响，可导致空气栓塞。

（2）锁骨下静脉：在第 1 肋外侧缘续于腋静脉，向内侧行于锁骨下动脉前下方，至胸锁关节后方与颈内静脉汇合成头臂静脉。两静脉汇合部称静脉角，是淋巴导管的注入部位。锁骨下静脉的主要属支是腋静脉和颈外静脉。临床上常经锁骨上或锁骨下入路作锁骨下静脉导管插入。

3. 上肢浅静脉

上肢浅静脉包括头静脉、贵要静脉、肘正中静脉及其属支。临床上常在手背静脉网、前臂和肘部前面的浅静脉取血、输液和注射药物。

（1）头静脉：起自手背静脉网的桡侧，沿前臂下部桡侧、前臂上部和肘部的前面以及肱二头肌外侧沟上行，再经三角肌与胸大肌间沟行至锁骨下窝，穿深筋膜注入腋静脉或锁骨下静脉。头静脉在肘窝处通过肘正中静脉与贵要静脉交通。头静脉主要收集手和前臂桡侧浅层结构的静脉血。

（2）贵要静脉：起自手背静脉网的尺侧，沿前臂尺侧上行，至肘部转至前面，在肘窝处接受肘正中静脉，再经肱二头肌内侧沟行至臂中点高度，穿深筋膜注入肱静脉，或伴肱静脉上行，注入腋静脉。贵要静脉收集手和前臂尺侧浅层结构的静脉血。

（3）肘正中静脉：变异较多，通常在肘窝处连接头静脉和贵要静脉。

（4）前臂正中静脉：起自手掌静脉丛，沿前臂前面上行，注入肘正中静脉。前臂正中静脉有时分叉，分别注入头静脉和贵要静脉，因而不存在肘正中静脉。前臂正中静脉收集手掌侧和前臂前部浅层结构的静脉血。

4. 上肢深静脉

上肢深静脉与同名动脉伴行，且多为两条。由于上肢的静脉血主要由浅静脉引流，深静脉较细。两条肱静脉在大圆肌下缘处汇合成腋静脉。腋静脉位于腋动脉的前内侧，在第1肋外侧缘续为锁骨下静脉。腋静脉收集上肢浅静脉和深静脉的全部血液。

5. 胸部静脉

胸部静脉主要包括头臂静脉、上腔静脉、奇静脉及其属支、椎静脉丛等。

（1）头臂静脉：由颈内静脉和锁骨下静脉在胸锁关节后方汇合而成。左头臂静脉比右头臂静脉长，向右下斜越左锁骨下动脉、左颈总动脉和头臂干的前面，至右侧第1胸肋结合处后方与右头臂静脉汇合成上腔静脉。头臂静脉还接受椎静脉、胸廓内静脉、肋间上静脉和甲状腺下静脉等。

（2）上腔静脉：由左、右头臂静脉汇合而成。沿升主动脉右侧下行，至右侧第 2 胸肋关节后方穿纤维心包，平第 3 胸肋关节下缘注入右心房。在穿纤维心包之前，有奇静脉注入。

（3）奇静脉：在右膈脚处起自右腰升静脉，沿食管后方和胸主动脉右侧上行，至第 4 胸椎体高度向前钩绕右肺根上方，注入上腔静脉。奇静脉沿途收集右侧肋间后静脉、半奇静脉、食管静脉和支气管静脉的血液。奇静脉上连上腔静脉，下借右腰升静脉连于下腔静脉，故是沟通上腔静脉系和下腔静脉系的重要通道之一。当上腔静脉或下腔静脉阻塞时，该通道可成为重要的侧支循环途径。

（4）半奇静脉：在左膈脚处起自左腰升静脉，沿胸椎体左侧上行，约达第 8 胸椎椎体高度经胸主动脉和食管后方向右跨越脊柱，注入奇静脉。半奇静脉收集左侧下部肋间后静脉、副半奇静脉和食管静脉的血液。

（5）副半奇静脉：沿胸椎椎体左侧下行，注入半奇静脉或向右跨过脊柱注入奇静脉。副半奇静脉收集左侧上部肋间后静脉和食管静脉的血液。

（6）椎静脉丛：椎管内外有丰富的静脉丛，按部位将其分为椎外静脉丛和椎内静脉丛。椎内静脉丛位于椎骨骨膜和硬脊膜之间，收集椎骨、脊膜和脊髓的静脉血。椎外静脉丛位于椎体的前方、椎弓及其突起的后方，收集椎体和附近肌肉的静脉血。椎内、外静脉丛无瓣膜，互相吻合，注入附近的椎静脉、肋间后静脉、腰静脉和骶外侧静脉等。椎静脉丛向上经枕骨大孔与硬脑膜窦交通，向下与盆腔静脉丛交通。因此，椎静脉丛是沟通上、下腔静脉系和颅内、外静脉的重要通道。当盆、腹、胸腔等部位发生感染、肿瘤或有寄生虫时，可经椎静脉丛侵入颅内或其他远位器官。

（二）下腔静脉系

由下腔静脉及其属支组成，收集腹部、盆部、会阴和下肢等下半身的静脉血。下肢静脉的瓣膜比上肢静脉多，浅静脉与深静脉之间的交通丰富。

1. 下肢浅静脉

下肢浅静脉包括小隐静脉和大隐静脉及其属支。

（1）小隐静脉：在足外侧缘起自足背静脉弓，经外踝后方，沿小腿后面上行，至腘窝下角处穿深筋膜，再经腓肠肌两头之间上行，注入腘静脉。小隐静脉收集足外侧部和小腿后部浅层结构的静脉血。

（2）大隐静脉：是全身最长的静脉。在足内侧缘起自足背静脉弓，经内踝前方，沿小腿内侧面、膝关节内后方、大腿内侧面上行，至耻骨结节外下方 3 ～ 4 cm 处穿阔筋膜的隐静脉裂孔，注入股静脉。大隐静脉在注入股静脉前接受股内侧浅静脉、股外侧浅静脉、阴部外静脉、腹壁浅静脉和旋髂浅静脉 5 条属支。大隐静脉收集足、小腿和大腿的内侧部以及大腿前部浅层结构的静脉血。大隐静脉在内踝前方的位置表浅而恒定，是输液和注射的常用部位。

2. 下肢深静脉

足和小腿的深静脉与同名动脉伴行，均为两条。胫前静脉和胫后静脉汇合成腘静脉。腘静脉穿收肌腱裂孔移行为股静脉。股静脉伴股动脉上行，经腹股沟韧带后方续为髂外静脉。股静脉接受大隐静脉和与股动脉分支伴行的静脉。股静脉在腹股沟韧带的稍下方位于股动脉内侧，临床上常在此处作静脉穿刺插管。

3. 盆部静脉

盆部静脉包括髂外静脉、髂内静脉和髂总静脉及其属支。

（1）髂外静脉：是股静脉的直接延续。左髂外静脉沿髂外动脉内侧上行，右髂外静脉先沿髂外动脉内侧，后沿动脉后方上行，至骶髂关节前方与髂内静脉汇合成髂总静脉。髂外静脉接受腹壁下静脉和旋髂深静脉。

（2）髂内静脉：沿髂内动脉后内侧上行，与髂外静脉汇合成髂总静。髂内静脉的属支与同名动脉伴行，收集盆部和会阴的静脉血。盆腔脏器的静脉在器官壁内或表面形成丰富的静脉丛，男性有膀胱静脉丛和直肠静脉丛，女性除有这些静脉丛外，还有子宫静脉丛和阴道静脉丛。这些静脉丛在盆腔器官扩张或受压迫时有助于血液回流。

（3）髂总静脉：由髂外静脉和髂内静脉汇合而成。两侧髂总静脉伴髂总动脉上行至第5腰椎体右前方汇合成下腔静脉。左髂总静脉长而倾斜，先沿左髂总动脉内侧，后沿右髂总动脉后方上行。右髂总静脉短而垂直，先行于右髂总动脉后方，后行于动脉外侧。

4. 腹部静脉

包括下腔静脉和肝门静脉及其属支。

（1）下腔静脉：由左、右髂总静脉在第4或第5腰椎椎体右前方汇合而成，沿腹主动脉右侧和脊柱右前方上行，经肝的腔静脉沟，穿膈的腔静脉孔进入胸腔，再穿纤维心包注入右心房。下腔静脉的属支分壁支和脏支两种，多数与同名动脉伴行：

1）壁支：包括膈下静脉和腰静脉，各腰静脉之间的纵支连成腰升静脉。左、右腰升静脉向上分别续为半奇静脉和奇静脉，向下与髂外静脉或髂总静脉交通；

2）脏支：包括睾丸（卵巢）静脉、肾静脉、肾上腺静脉和肝静脉等。

① 睾丸静脉：起自睾丸和附睾的小静脉，这些静脉

汇合成蔓状静脉丛，该静脉丛参与组成精索，经腹股沟管进入盆腔，汇成单一的睾丸静脉，左侧以直角汇入左肾静脉，右侧以锐角注入下腔静脉。由于左睾丸静脉以直角注入左肾静脉，这是发生左侧精索静脉曲张的原因之一。因静脉血回流受阻，严重者可导致不育。

②卵巢静脉：起自卵巢静脉丛，在卵巢悬韧带内上行，注入部位同睾丸静脉。

③肾静脉：由肾内静脉在肾门处合成一干，经肾动脉前面行向内侧，注入下腔静脉。左肾静脉比右肾静脉长，跨越腹主动脉前面。左肾静脉接受左睾丸静脉和左肾上腺静脉。

④肾上腺静脉：左肾上腺静脉注入左肾静脉，右肾上腺静脉注入下腔静脉。

⑤肝静脉：由小叶下静脉汇合而成。肝左静脉、肝中静脉和肝右静脉以及细小的肝静脉在肝的腔静脉沟处注入下腔静脉。

（2）肝门静脉系：由肝门静脉及其属支组成，收集腹、盆部消化道（包括食管腹段，但齿状线以下肛管除外）、脾、胰和胆囊的静脉血。起始端和末端与毛细血管相连，无功能性瓣膜。

肝门静脉多由肠系膜上静脉和脾静脉在胰颈后面汇合而成，经胰颈和下腔静脉之间上行进入肝十二指肠韧带，在肝固有动脉和胆总管的后方上行至肝门，分为两支，分别进入肝左叶和肝右叶。肝门静脉在肝内反复分支，最终注入肝血窦。肝血窦含有来自肝门静脉和肝固有动脉的血液，经肝静脉注入下腔静脉。肝门静脉的属支多与同名动脉伴行。

①脾静脉：起自脾门处，经脾动脉下方和胰后方

右行。

② 肠系膜上静脉：沿同名动脉右侧上行。

③ 肠系膜下静脉：注入脾静脉或肠系膜上静脉。

④ 胃左静脉：在贲门处与奇静脉和半奇静脉的属支吻合。

⑤ 胃右静脉：接受幽门前静脉，此静脉经幽门与十二指肠交界处前面上行，是手术时区别幽门和十二指肠上部的标志。

⑥ 胆囊静脉：注入肝门静脉右支或肝门静脉主干。

⑦ 附脐静脉：起自脐周静脉网，沿肝圆韧带上行至肝下面注入肝门静脉。

（3）肝门静脉系与上、下腔静脉系之间的交通途径

① 通过食管腹段黏膜下的食管静脉丛：肝门静脉系的胃左静脉与上腔静脉系的奇静脉和半奇静脉相交通。

② 通过直肠静脉丛：肝门静脉系的直肠上静脉与下腔静脉系的直肠下静脉和肛静脉相交通。

③ 通过脐周静脉网：肝门静脉系的附脐静脉与上腔静脉系的胸腹壁静脉、腹壁上静脉和下腔静脉系的腹壁浅静脉、腹壁下静脉相交通。

④ 肝门静脉系在肝裸区、胰、十二指肠、升结肠和降结肠等处的小静脉与上、下腔静脉系的膈下静脉、下位肋间后静脉、腰静脉、肾静脉和睾丸（卵巢）静脉等交通。

在正常情况下，肝门静脉系与上、下腔静脉系之间的交通支细小，血流量少。肝硬化、肝肿瘤、肝门处淋巴结肿大或胰头肿瘤等可压迫肝门静脉，导致肝门静脉回流受阻，此时肝门静脉系的血液经上述交通途径形成侧支循环，通过上、下腔静脉系回流。由于血流量增多，交通支

变得粗大和弯曲，出现静脉曲张，如食管静脉丛、直肠静脉丛和脐周静脉网曲张，如果食管静脉丛和直肠静脉丛曲张破裂，则引起呕血和便血。当肝门静脉系的侧支循环失代偿时，可引起收集静脉血范围的器官淤血，出现脾大和腹水等。

第三部分

中国血管健康评估系统应用指南（2018 年第三次报告）

一、血管健康评估及血管病变（血管事件再发）早期检测适用人群

> 年满 14 周岁以上的人群即应开始血管健康状况评估；

> 有早发心脑血管疾病家族史：有心脑血管疾病或动脉粥样硬化家族史者，尤其是直系亲属中有早发病者（男 55 岁、女 65 岁前发病史）；

> 长期头晕，活动后或静息状态下胸闷、心悸，以及间歇性跛行等症状，尚未明确诊断者；

> 已被诊断为高血压（包括临界高血压）、高脂血症、高尿酸血症、高同型半胱氨酸血症、糖尿病（包括空腹血糖升高和糖耐量减低）或具有肥胖、长期吸烟、高脂饮食、失眠、缺乏体育运动等存在心脑血管疾病高危因素者；

> 冠心病、脑卒中、缺血性肾病、下肢动脉缺血性疾病、缺血性肠病等病史明确者，评估治疗效果和预防血管事件再发。

二、血管健康评估和血管病变早期综合评价指标

（一）血管内皮功能评估

与动脉粥样硬化不同的是，内皮功能障碍能够逆转。因此，血管内皮功能检测对于早期识别、预防管理及有效干预血管疾病进展具有重要意义。目前许多方法用于评估内皮功能障碍的程度，应用药理学和（或）生理刺激—氧化氮（nitric oxide，NO）和其他来自于血管内皮细胞的血管活性物质的释放，包括有创性的检查，如冠状动脉内注入乙酰胆碱，无创性的检查，如血流介导的血管舒张功能和外周动脉压力检测，以及生物标志物检查。

1. 冠状动脉内皮功能评估

冠状动脉内皮功能障碍的评估普遍采用有创的方法，采用冠状动脉造影和多普勒导丝直接测量。应用冠状动脉造影方法，向冠状动脉内注射乙酰胆碱等药物，文献记载认为是血管内皮功能检测的"金标准"[6]，以此方法诱导反常的冠状动脉血管收缩[6]被证明是冠心病患者动脉粥样硬化性疾病进展和随之发生心血管事件的独立预测因子，冠状动脉内皮依赖性血管舒张受损与未来高风险发生心血管事件显著相关[7]。近些年，出现了一些非侵入性功能试验来评估冠状动脉微血管的功能，如正电子发射断层扫描、心肌灌注显像、血氧水平依赖性磁共振成像、超声心动图等检查[8]。

2. 肱动脉血流介导的血管舒张功能（flow-mediated vasodilation，FMD）

（1）受检者要求

① 空腹或餐后 8 小时以上；

② 12 小时以内禁止饮酒、咖啡及浓茶，禁止吸烟，

避免进行剧烈运动。

（2）检查前准备：受检者平卧位，安静状态下休息 5 分钟方可开始进行检测，检测时环境应保持安静，温度为 20 ～ 25℃，并保持相对稳定。

（3）检查方法

① 受检者体位：受检者取仰卧位，去枕平卧，双臂置于身体两侧，选择一侧（一般为右侧）上臂或前臂肱动脉为受检动脉，该侧手臂轻度外展 15°，手心向上（前），并保持该侧上臂肌肉放松。连接肢体导联心电监测，同步实时监测肢体导联心电图；

② 测量方法：按照测量血压标准方法将血压计袖带缚于该侧上臂或前臂，袖带下缘位于肘横纹以上 5 cm 处，以纵切面扫描肱动脉，扫描位置取肘横纹处至肘上 3 ～ 5 cm 之间，探头轻压在皮肤表面，以能够清晰显示动脉前后壁而不致使动脉受压变形为准。在整个测试过程中，超声探头位置固定（可使用专用探头固定装置，或在皮肤表面作标记），每次测量肱动脉内径均取同一部位。首先记录基础肱动脉二维图像及其多普勒血流频谱（测定方法同上），然后将袖带充气至高于收缩压 50 mmHg 并完全阻断血流 5 分钟，5 分钟内监测袖带内压力，使压力波动不超过 10 mmHg。血流阻断过程中嘱受检者安静并保持上述体位不变。5 分钟后迅速放气，记录放气前 30 秒至放气后 2 分钟内肱动脉二维图像及放气后 15 秒内肱动脉多普勒血流信号图像；

③ 测定指标：血流介导的血管扩张 FMD=（动脉反应性充血后内径 - 动脉基础内径）/ 动脉基础内径 ×100%；一般正常值 FMD > 10%。

应用血管超声检测设备，能够检测基线及袖带阻断血流并释放后的肱动脉内径，计算得到的肱动脉内径变化率即为 FMD。肱动脉对反应性充血的反应用来评估内皮依赖性的 FMD，反映了血流介导的内皮细胞 NO 释放功能[9]。由于其无创性的特点，FMD 成为最广泛应用的评估内皮功能的方法，该检测操作简单、无创、可重复，用于血管病变早期检测指标之一[10]，并被广泛用于临床研究，作为评估心血管疾病风险的替代性终点指标以及预后指标[11-14]。内皮功能障碍是动脉粥样硬化血管病变的重要进展性预测指标，一项针对 618 例无心脏病的健康受试者的研究，对受试者平均随访 4.6 年，结果显示，前臂肱动脉 FMD 是心血管事件发生的独立预测因素，其 FMD 切点为 11.3%，即 FMD ≤ 11.3% 的受试者其预后心血管事件发生率更高[15]。关于 FMD 的临床应用价值已有多项研究表明，然而，目前关于 FMD 检测的标准化方案缺乏科学共识，一直以来都有学者尝试制订指南[16]，但是完全标准化的指南还未制订。此外，FMD 检查高度依赖检测者的技术水平，并且易受多种因素干扰，且超声影像学检查不适于高精度的检测。因此，FMD 检查的临床应用的公认可操作性标准还需进一步确定。

3. 外周动脉压力（peripheral arterial tonometry，PAT）检测

FMD 反映的是经血管超声检查管状肱动脉 NO 介导的血管内皮功能，而指端的 PAT 检测技术与 FMD 的检测原理类似，应用光学体积描记术来检测手指脉冲波的振幅，反映的是小血管的微循环功能。PAT 是评估微血管内皮功能的一种无创方法，反映了在反应性充血期间手指脉搏容积波幅的改变[17]，通过分析手指脉搏波振幅来评估内皮功能，计算出的内皮功能指数——反应性充血指数

（reactive hyperemia index，RHI）代表对内皮功能的测量。PAT 与多种传统的心血管危险因素相关，如男性、体重指数、腰围、低密度脂蛋白胆固醇、糖尿病、吸烟、高血压和冠状动脉疾病家族史[18]。反应性充血 - 外周动脉压力测定（reactive hyperemia peripheral arterial tonometry，RH-PAT）也可作为无创外周血管内皮功能测定方法用于对心血管事件的预测[19]。有研究表明，RHI 与未来心血管事件独立相关，并且能够改善风险分层[20]，且比传统的 Framingham 危险评分更能预测心血管事件[21]。PAT 较其他检查具有众多优势，如无创、操作简便、结果可重复，可作为筛查和预后的工具。然而与其他检查一样，PAT 既有其自身的优势，也存在缺陷，如外周血管床的血流受自主神经张力和环境的影响、测量脉冲的改变在于容积而不是血流、探针对移动的敏感性可能会导致误差等[22]。此外，指尖检测装置应用的是一次性指套，用于临床及研究的成本略高[23]。

　　FMD 反映的是动脉血管舒张，而 PAT 反映的是微血管舒张功能。FMD 完全是 NO 介导的内皮依赖性血管舒张功能指数，而与 FMD 不同，RHI 并不全部（只有50%）是由 NO 介导的[24]。与 FMD 相比，PAT 的主要优势就是对侧上臂作为其自身对照，这样可校正测量时混杂因素的影响。此外，PAT 容易操作，且不依赖于操作者技术[25]。PAT 在测量时基于一种类似于 FMD 的技术，一项研究比较了两种技术的可重复性，结果表明，与肱动脉超声 FMD 评估相比，PAT 能提供更多的可重复的结果[26]。另有研究提示，FMD 和 RHI 均是心血管事件及全因死亡的独立预测因子，预后价值类似[19, 27]。而 Framingham 心脏研究表明 PAT 和 FMD 之间无显著关系，在 PAT 和

FMD 之间有不同的心血管危险因素的促成因素[28]。不同的血管床由于其血管直径大小和部位不同，可能存在不同的血管功能，从而提示应分别检测 RHI 和 FMD 来评估血管内皮功能[28]。另有研究提示，FMD 与心血管疾病的危险因素之间的关系存在差异，并且与 RHI 并无相关性，FMD 和 RHI 分别提供的是冠状动脉和小的指端动脉不同的血管内皮功能信息[28, 29]。因此，关于两者的预测价值是否彼此独立，以及是否基于改善血管内皮功能的治疗能够改善心血管疾病的预后，需要进一步的研究确定[19]。

目前广泛应用无创替代的技术如前臂肱动脉 FMD 和外周动脉张力 RHI 检测来评估大血管及微血管内皮功能，虽然这些技术不是直接测量冠状动脉循环中的血管功能，但已有研究证明，其与侵入性检查具有合理相关性。因此，在预测未来心血管疾病风险方面，外周与冠状动脉有同样的角色。无创性血管功能检测方法也为重复检查以持续评估病变进展提供了机会。

4. 内皮功能实验室指标

内皮功能障碍生物标志物的评估，是基于内皮的相关标志物血浆水平的检测，一定程度上反映总体内皮细胞活化或功能障碍状况。血液循环中的可溶组分，如细胞间黏附分子 -1、血管细胞黏附分子 -1 和血管性血友病因子，可作为内皮功能的标志物。当内皮细胞被激活或损伤时，这些物质的浓度增高，并且能预测血管疾病的风险和严重程度[30]。也有研究其他内皮功能的生物标志物，如内皮祖细胞、非对称二甲基精氨酸、内皮细胞微粒、Rho 相关激酶活性、硝酸盐 / 亚硝酸盐、E- 选择素、超敏 C 反应蛋白、白介素 -6、内皮素 -1、血栓调节蛋白、纤溶酶原激

活物抑制剂 -1、脂联素、同型半胱氨酸、晚期糖基化终产物、可溶性高级糖基化终产物受体、8- 羟基脱氧鸟苷、F2- 异前列烷、氧化低密度脂蛋白、微量白蛋白尿等[17]。目前，生物标志物仅是通过生理和药理刺激方法评估内皮功能的替代标志，未来期望发现能够反映内皮功能的特定生物标志物。

有研究发现，在校正了其他传统危险因素和冠状动脉疾病后，内皮细胞依赖性血管舒张功能障碍与心血管事件独立相关，并能预测冠状动脉造影正常患者的心血管事件[31]。FMD 和 PAT 是心血管事件的独立预测因子，且由 PAT 评估的外周动脉内皮功能障碍与无法解释的胸痛患者和左心室射血分数正常的心力衰竭患者未来心血管事件独立相关[32]。而一些干预措施，包括药物治疗、辅助治疗和生活方式改变已被证明能改善内皮功能[17, 33]。这些研究结果表明，心血管疾病患者的内皮功能障碍可能是可逆的。内皮细胞依赖性血管舒张功能可在各种血管床受损，包括前臂的动脉、冠状动脉、下肢的动脉和肾动脉，选择一种合适的对于改善心血管疾病患者的内皮功能有效的干预措施具有重要的临床意义。

（二）脉压

1. 受检者要求

（1）安静休息 5 分钟；

（2）测量当天禁止饮酒，测量前 30 分钟内禁止吸烟和饮用咖啡及浓茶，排空膀胱。

2. 受检者检查前准备　取坐位，裸露右上臂，肘部置于与心脏同一水平。

3. 仪器选择　选择符合计量标准的水银柱式血压计，以及大小合适的袖带。

4. 检查方法

（1）将袖带紧贴缚在被测者右侧上臂，袖带下缘应在肘弯上 2 ~ 3 cm。将听诊器的探头置于肘窝肱动脉处。测量时快速充气，气囊内压力应达到桡动脉搏动消失并再升高 30 mmHg（4.0 kPa）（1 mmHg=0.1333 kPa，1 kPa=7.5 mmHg），然后以恒定速率（2 ~ 6 mmHg/s）缓慢放气。获取舒张压读数后快速放气至零。在放气过程中仔细听取柯氏音，观察柯氏音第Ⅰ时相与第Ⅴ时相水银柱凸面的垂直高度。收缩压读数取柯氏音第Ⅰ时相，舒张压读数取柯氏音第Ⅴ时相（消失音）。儿童、妊娠妇女、严重贫血、主动脉瓣关闭不全或柯氏音不消失者，以柯氏音第Ⅳ时相（变音）定为舒张压。

（2）相隔 2 分钟重复测量，取 2 次读数的平均值记录。

5. 测定指标及其范围

（1）脉压：脉压 = 收缩压 - 舒张压（mmHg）；

（2）脉压正常值：30 ~ 40 mmHg。

（三）利用超声技术评估动脉结构和功能异常

1. 受检者要求　检查前一天及检查当天禁止饮酒，检查当天禁止饮用咖啡及浓茶，检查当天禁止吸烟；检查前取下项链等颈部饰物，避免穿着高领衣服；取坐位或平卧位，安静状态下休息 5 分钟方可开始进行检测；腹主动脉和肾动脉检查要求空腹 12 小时。

2. 仪器选择　超声探头采用线阵探头或腹部探头。

3. 颈动脉超声检查　颈动脉彩超是诊断、评估颈动脉壁病变的有效手段之一，在动脉粥样硬化的流行病学调查和对动脉粥样硬化预防、治疗的有效性评价中起着关键作用。颈动脉彩超不仅能清晰显示血管内 - 中膜是否增厚、有无斑块形成，斑块形成的部位、大小，是否有血管狭窄及狭窄程度、有无闭塞等详细情况，并能进行准确的测量及定位，还能对检测动脉的血流动力学结果进行分析。

（1）受检者体位：取仰卧位，去枕平卧，双臂置于身体两侧，头颈部尽量仰伸使颈部充分显露，头转向被检侧的对侧。连接肢体导联心电监测，同步实时监测肢体导联心电图。

（2）测定方法：首先进行纵行扫描：从颈根部开始，探头置于胸锁关节上方胸锁乳突肌前缘确定颈总动脉，沿动脉走行逐次向头侧扫查至下颌角，显示颈总动脉主干、颈总动脉分叉部及颈内、颈外动脉近段，然后采用相同方法沿横断面向上扫查。

（3）测量指标及其参考标准

1）血管内径

① 测定方法：取颈总动脉分叉处近端 1.5 cm 处测量颈总动脉内径，同步记录受试者心电图，在心室舒张末期（即心电图显示 R 波顶端时）测量颈总动脉前壁中膜 - 外膜交界区与后壁血管腔 - 内膜之间的距离，每次测量 3 个心动周期，取其平均值为测定结果。

② 正常值：20 ~ 39 岁 < 7.0 mm；40 ~ 59 岁 < 7.5 mm；60 岁及以上 < 8.0 mm。

2）颈动脉内 - 中膜厚度

① 测定方法：测量部位为颈动脉窦部、颈总动脉距窦部 2 cm 处和颈内动脉距窦部 1 cm 处，若该处存在粥样硬化斑块病变则取病变近端 1.5 cm 处测量颈总动脉内膜 - 中层厚度。

② 正常值：20 ~ 39 岁 < 0.65 mm；40 ~ 59 岁 < 0.75 mm；60 岁及以上 < 0.85 mm，高于该年龄段正常值则被判定为内膜 - 中层增厚。颈动脉硬化 CIMT 增厚的检测标准略有

不同，为了简化临床应用，颈总动脉 CIMT≥1.0 mm、分叉处 CIMT≥1.2 mm 为内 - 中膜增厚。

3）动脉硬化斑块判定标准：血管纵行扫描及横断面扫描时均可见该位置存在突入管腔的回声结构 > 0.5 mm，或突入管腔的血流异常缺损，或局部颈动脉内膜 - 中层厚度 > 1.5 mm 或超过临近内 - 中膜厚度的 50%[34]。

评估颅外颈动脉斑块（carotid plaque，CP），颈动脉狭窄或闭塞，颈动脉内 - 中膜厚度（carotid intima-media thickness，CIMT），可作为全身血管床动脉粥样硬化的一个观察窗口，能够动态连续观察早期动脉粥样硬化病变的进展，其操作简便、价格低廉、可重复性高。由颈动脉超声检查得到的亚临床动脉粥样硬化指标 CIMT 和 CP，作为血管性疾病的早期评估指标，能够预测未来心血管疾病风险[34-36]。将 CIMT 和 CP 增加至传统的危险因素之后，冠心病风险的预测价值能够改善[37]。

4. 锁骨下动脉超声　常规锁骨下动脉检测能够有效提高早期动脉硬化的发现率，很大程度地帮助了早期动脉硬化的诊断。检测锁骨下动脉时探头置于锁骨上方扫查，显示出锁骨下动脉，测量锁骨下动脉起始部内 - 中膜厚度（intima-media thickness，IMT），有无斑块和斑块大小。

5. 腹主动脉和肾动脉　利用二维和彩色多普勒超声，探查肾动脉有无狭窄，观察腹主动脉管腔有无局限性扩张、管壁有无斑块形成、管壁是否连续完整。

6. 下肢动脉超声　二维超声观察受检者动脉内径、内膜是否光滑，测量内 - 中膜厚度，有无斑块形成及斑块的形态、大小、回声强弱，以及管腔是否狭窄或闭塞；彩色多普勒血流显像（color doppler flow imaging，CDFI）观察受检者的管腔内血流充盈情况、脉冲多普勒频谱和峰值流速。

西班牙人做的一项研究，他们入选了4000多例研究对象，评估他们颈动脉、腹主动脉、髂股动脉和冠状动脉钙化的检出率及严重程度，结果发现，在这个40～54岁的中年人群中，63%存在亚临床动脉粥样硬化，而且有将近一半是中度到弥漫性的，其中最常见的部位是髂股动脉，其次是颈动脉和腹主动脉；不仅在Framingham心脏研究中30年风险高危人群检出率很高，而且在10年风险低危的人群中也很常见[38]。因此，要进行全身血管评估，内-中膜有无增厚，斑块是否形成，管腔有无狭窄或闭塞。

（四）动脉硬化的评估

动脉僵硬度主要取决于大动脉的功能状态，其中年龄和血压是其主要决定因子，导致弹性蛋白的合成降低、降解增加，而Ⅲ型和Ⅰ型胶原蛋白合成增加、降解减少[39]。动脉功能改变可以用动脉僵硬度进行量化评估。流行病学研究发现，动脉硬化是心血管疾病进展的危险因素，并且是心血管疾病死亡及全因死亡的独立预测因子[40]。

1. 脉搏波传导速度（pulse wave velocity，PWV）

PWV是动脉僵硬度的常用评估指标，可以通过测量两个动脉节段之间的脉搏波传导距离和时间计算得到[10]。PWV可由血管超声设备或血管自动检测装置测得，并且可以检测不同动脉节段，如颈动脉-股动脉、颈动脉-桡动脉或肱动脉-踝部动脉节段的脉搏波传导速度。其中颈动脉-股动脉脉搏波传导速度（carotid femoral pulse wave velocity，CF-PWV）检测目前被认为是大动脉僵硬度评估的"金标准"[40]。研究提示，动脉硬化不仅是血管老化的表现，而且还是心血管疾病风险的预测因子，较高的动脉僵硬度与冠状动脉、下肢动脉和脑血管的亚临床疾病负担增加显著相关[41]。此外，衰老伴随的血管硬化过程在多种危险因素作用下加速。除传统的心血管事件不良后果之外，血管性认知功能损害（vascular cognitive impairment，VCI）是另一重要危害。与阿尔茨海默病不同，VCI 患者寿命更短，社会和家庭的负担更重[42-43]。PWV 作为重要的血管损伤标志物用于评估患者血管衰老和损伤的整体风险，并有助于早期识别血管损伤。

（1）受检者要求

① 空腹或餐后 2 小时以上；

② 检查前一天及检查当天禁止饮酒，检查当天禁止饮用咖啡及浓茶，检查当天禁止吸烟；避免穿着高领衣服。

（2）检查前准备：受试者取坐位或平卧位，安静状态下休息 5 分钟方可开始进行检测；目前国外和国内有多种检测装置可以应用，可自动测量不同动脉节段的脉搏波速度。

（3）测定指标：PWV = 测量动脉节段的体表距离 / 波传导时间（米 / 秒）；一般正常值：颈 - 股 PWV < 9（米 / 秒），踝 - 肱 PWV < 14（米 / 秒）。

2. 心踝血管指数（cardio ankle vascular index，CAVI）

CAVI 是一项来源于僵硬度系数 β 的新的动脉僵硬度的评估指标，与动脉僵硬度和顺应性有关[23]。与 PWV 相比，CAVI 在检测时不受即刻血压的影响。一系列研究表明，CAVI 是一项与高血压、糖尿病、代谢综合征及血脂紊乱患者的动脉损伤有关的，评估血管健康的有用指标[44-45]。此外，较高的 CAVI 还与老年人的执行功能下降有关[46]。

（1）受试者检查前准备

① 避免身着紧身衣裤；

② 检查前脱去外衣及厚毛衣类服装，可着薄夏装；脱去紧身裤并将宽松裤子挽至膝水平，宽松裤子与膝之间至少能够容纳一指；除去袜子，女士可着薄丝袜；

③ 保持安静并平卧位 5 分钟。

（2）检测方法

① 受试者体位：去枕仰卧体位，双手掌心向上置于身体两侧；

② 检测过程：将四肢血压袖带缚于上臂及下肢踝部。上臂袖带下缘距肘窝横纹 2 ~ 3 cm，袖带松紧度以恰好能放进一指为宜，下肢袖带下缘距内踝 5 cm，袖带松紧度同上；2 个电极分别置于双腕部以采集心电信号；微型麦克风置于胸骨体以采集心音信号。首先加压袖带压力至 30 ~ 50 mmHg，仪器自动检测心踝脉搏波速度（heart ankle pulse wave velocity，haPWV），然后采用压力振荡法分别测定双侧上下肢收缩压及舒张压。最后仪器根据测得的数据自动计算 CAVI。

（3）测定指标：CAVI=$a \times [2\rho \times \ln(SBP/DBP) \times haPWV2/PP] + b$

【注：a、b，常数；ρ，血液密度（常数）；SBP，收缩压；DBP，舒张压；haPWV，心踝脉搏波速度；PP，脉压】

（4）正常值 < 9。

3. 中心动脉压（central aortic pressure，CAP）

CAP 可以通过有创性的心导管检测和无创性的桡动脉或颈动脉张力检测得到[47-48]，还可以由无创性的自动检测设备测得到，并且与导管法具有较好的一致性[49]。研究发现，CAP 水平与亚临床靶器官损伤有关，且独立于传统的心血管危险因素[50]。此外，一项研究还发现，中心动脉压而不是肱动脉血压能够预测老年人群的心血管事件[51]。然而，相关指南认为，尽管关于 CAP 检测的各种间接手段越来越引起关注，但是在 CAP 被推荐作为常规临床检测之前，还需要更多研究来进一步证实[52]。

增强指数（augmentation index，AI）通过检测桡动脉脉搏波形得到，能够提供大动脉弹性、肌性动脉僵硬度及波反射信息[53]，其增加提示动脉硬化。由于心率能够显著影响 AI 水平，目前常用 75 次 / 分的心率进行校正得到的 AI 值[54]。相关研究表明，AI 是心血管事件和全因死亡的独立预测因子[55]。AI 水平受平均动脉压力、年龄、性别和心率影响。与 PWV 不同，PWV 评估的是两点之间的动脉僵硬度；而 AI 能够定量地反映全身动脉系统的弹性[56]，是评估动脉顺应性的重要参数。另外，与收缩压、舒张压或脉压相比，AI 对于心血管事件的预测价值更高[57]。另外，关于 CAP 和 AI 的共同的缺陷就是缺乏参考值，并且研究证据有限，因此，限制了这些无创血管参数的广泛临床应用。

（五）踝臂指数检测

下肢动脉疾病（lower extremity artery disease，LEAD）患者人数日益增加，LEAD 是由于血管堵塞或狭窄导致的肢体血管血流减少的下肢疾病[58]。动脉病变的潜在原因是多样化的，最常见的是动脉粥样硬化，除此之外还有其他原因，如血管炎、血管痉挛、栓塞、血栓形成、肌纤维发育不良或筋膜室综合征。动脉粥样硬化是一个长期进展的过程，慢慢演变成内膜的增厚和斑块形成，最后导致狭窄、血栓形成。下肢动脉疾病的临床表现从非典型症状或间歇性跛行，到严重肢体缺血的表现——静息痛、溃疡和坏疽，这些表现主要取决于受累血管的阻塞程度，若缺乏适当治疗，可导致截肢。然而，大多数 LEAD 患者是无症状的或仅有轻微症状（非典型症状），如受累肢体刺痛、麻木，非典型的疼痛和灵活性减低，进而导致 LEAD 诊断困难和延长确诊时间。

1. 受检者要求　测量当天禁止饮酒，测量前 30 分钟内禁止吸烟和饮用咖啡、浓茶，排空膀胱；保持安静并平卧位 3 分钟，避免身着紧身衣裤。

2. 检测装置　选择符合计量标准的水银柱式血压计以及大小合适的袖带。

3. 检测方法　将四肢血压袖带缚于上臂及下肢踝部。上臂袖带下缘距肘窝横纹 2 ~ 3 cm，袖带松紧度以恰好能放进一指为宜，听诊器置于肘窝肱动脉搏动处；下肢袖带下缘距内踝 5 cm，袖带松紧度同上，听诊器置于足背动脉搏动处；采用超声多普勒或压力振荡法分别测定双侧上肢、下肢的收缩压。对每位受试者均设定采集 2 次，2 次间隔 1 分钟以上，取其平均值资料为最后结果。

4. 测定指标　踝臂指数（ankle brachial index，ABI）。计算方法：分别以测定的下肢收缩压与上肢收缩压中较高的一侧收缩压相除，所得结果即为双侧 ABI[59]。

5. 参考范围[59]　正常低限：ABI 0.91 ~ 0.99，正常：ABI 1.00 ~ 1.30，外周动脉疾病：ABI≤0.9；正常高限：ABI 1.30 ~ 1.40，动脉不可压缩或钙化：ABI > 1.4；严重程度：轻度：ABI≤0.90，中度：ABI≤0.70，重度：ABI≤0.50。

为了增加方法的敏感性，欧洲心脏病学会建议静息 ABI 正常或达低限以及临床怀疑 LEAD 的患者需测量运动后 ABI[60]。无论是否有 LEAD 症状或其他心血管危险因素，ABI≤0.90 或≥1.40 者都应被视作心血管事件或死亡风险增高，ABI 0.91 ～ 1.00 被认为处于心血管风险临界值，应进一步评估（证据水平为 A）[61]。ABI≤0.90 的人群其心血管事件的风险增加且独立于传统的危险因素[62]，将ABI≤0.90 增加至传统的危险因素中能够提高主要心血管事件的预测价值[63]，且 ABI 比 Framingham 危险评分更能提高心血管疾病风险预测的精确性[64]。欧洲心脏病学会推出的指南中指出 LEAD 的筛查和诊断，ABI 测量是一线的无创检查方法。有困难者或 ABI > 1.40 的患者应使用其他方法如趾臂指数（toe-brachial index，TBI）、多普勒波形分析或脉搏体积记录进行诊断[58]。与其他诊断手段相比，ABI 操作简便、无创、可重复，适用于所有患者的常规检查。

然而，存在严重动脉钙化或血管闭塞的患者，ABI 的检测值可能会存在异常，其他无创性的检查如 TBI 的检查或多普勒波形分析，则能够检查出 ABI 值很高的闭塞性病变，其能够精确地检查出血管性疾病。通常 TBI < 0.7 被考虑诊断为 LEAD[65]。在血管僵硬的患者中 ABI 检测并不可靠，而 TBI 检查不易受血管僵硬的影响。因此，TBI 可作为 ABI 的补充检查[66]。

（六）桡动脉脉搏波形分析

1. 受检者要求

（1）空腹或餐后 8 小时以上；

（2）12 小时以内禁止饮酒、咖啡及浓茶，禁止吸烟，避免进行剧烈运动。

2. 检查前准备　受检者平卧位，安静状态下休息 5 分钟方可开始进行检测。检测时环境应保持安静，温度在 20 ～ 25℃之间并保持相对稳定。

3. 检查方法　将合适大小的袖带置于受检者左上臂，触摸右侧桡动脉搏动最强处并做标记。桡动脉搏动最强处一般在桡骨远端外侧隆突与肌腱之间，约距拇指基底部 2 cm。然后将腕部固定装置缚在右前臂和腕部，使固定装置支架上的平面压力波测定探头置于右侧桡动脉搏动最强处。缓慢调节固定装置支架上的旋钮，直到获得理想的桡动脉脉搏压力波形和最大的信号强度。同步启动左上臂血压测量和右侧桡动脉脉搏压力波记录（共 30 秒）。仪器内的软件系统以每秒采集 200 个数据的速度自动识别、计算并显示压力波形和动脉弹性功能数据。

4. 测定指标　大动脉弹性指数 C1（ml/mmHg×10），小动脉弹性指数 C2（ml/mmHg×100）。

5. 正常标准（仅供参考）

（1）C1：15 ~ 30 岁 > 18（ml/mmHg×10）；

31 ~ 45 岁 > 16（ml/mmHg×10）；

46 ~ 60 岁 > 14（ml/mmHg×10）；

60 岁以上 > 10（ml/mmHg×10）；

（2）C2：15 ~ 30 岁 > 8（ml/mmHg ×100）；

31 ~ 45 岁 > 7（ml/mmHg ×100）；

46 ~ 60 岁 > 6（ml/mmHg ×100）；

60 岁以上 > 5（ml/mmHg ×100）。

通过检测桡动脉的压力波形分析得到的大动脉弹性指数（C1）和小动脉弹性指数（C2）也是反映动脉弹性的两个参数。研究提示，C1 和 C2 较传统的血压检测，对于早期识别心血管疾病的临床应用价值更高[67]，并且 C1 和 C2 与心血管疾病独立相关[68-69]。然而，由桡动脉得到的顺应性是否能够反映全身血管的顺应性，还需要进一步证实[70]。同样，关于 C1 和 C2 的研究证据有限，限制了这些无创血管参数的广泛临床应用。

（七）冠状动脉钙化积分

冠状动脉计算机断层扫描（computed tomography，CT）作为一种无创性方法，可以检测冠状动脉钙化的位置及范围。冠状动脉长期无钙化改变是健康动脉的衰老过程。有研究结果显示，传统危险因素较少和遗传特征与保持动脉血管的健康密切相关[71]。冠状动脉钙化积分（coronary artery calcification score，CACS）可用于冠状动脉疾病的早期诊断、治疗随访、心血管疾病及高危人群筛查。

CACS 用于评估冠状动脉钙化严重程度主要有 3 种方法：Agatston 积分、容积积分和质量积分。冠状动脉钙化被量化为数值，其中 Agatston 积分是 CACS 最常用的量化参数[72]。CACS 被用来评估亚临床血管疾病，能够提高心血管事件的预测能力。研究发现，CACS 是中危人群冠心病或心血管事件的独立预测因子[73-75]，此外，无冠状动脉钙化的人群其未来心血管事件的风险较低[76]。目前临床上评价冠状动脉钙化采用 Agatston 积分系统，当 CT 值≥130 HU（Hounsfield Unit）、面积≥1 mm^2 时，认为钙化存在，即：Agatston 积分 =CT 值≥130 HU 的像素面积 × 钙化灶 CT 峰值系数。其中：钙化 CT 值 130 ～ 199 HU：钙化灶 CT 峰值系数 =1 钙化 CT 值；200 ～ 299 HU：钙化灶 CT 峰值系数 =2 钙化 CT 值；300 ～ 399 HU：钙化灶 CT 峰值系数 =3 钙化 CT 值；＞ 400 HU：钙化灶 CT 峰值系数 =4。

（八）24 小时动态血压和动态心电图监测

1. 24 小时动态血压（ambulatory blood pressure monitoring，ABPM） ABPM 监测能够自动连续记录 24 小时之内的血

压变化情况，包括白天和夜间的收缩压、舒张压、平均压、最高值及最低值等参数。2013年的欧洲高血压指南中强调，ABPM监测对于临床心血管事件预防的重要性，尤其是在诊室血压与家庭血压存在明显差异的情况下，用于夜间高血压及血压变异性的评估[52]。有研究提示，24小时ABPM的相关参数与动脉功能指标有关，且能够预测未来心血管事件，尤其是卒中[77]。

2. 动态心电图（dynamic electrocardiography，Holter）始于1957年Holter的研究，起初用于心电活动监测，因此又称为Holter心电图。Holter可连续记录24小时的心电图变化，包括心率、心律分析、ST-T节段分析以及心率变异性的分析，其操作简便、无创伤，被指南推荐监测上述变化[78]，目前已经普遍用于临床实践。

（九）生物标志物及检测

关于血管病变的评估，除了直接及间接的影像学手段或无创动脉硬化评估设备之外，还有关于血管病变的危险生物标志物的检测，包括一些传统的生物标志物以及近些年新发现的标志物。血管相关性疾病的生物标志物，如血脂、血糖、同型半胱氨酸、超敏C反应蛋白、尿酸、B型脑钠肽、D-二聚体、糖化血红蛋白等作为心血管疾病的危险因子被广泛研究[79]。针对两个人群队列的研究显示，N末端B型脑钠肽前体（N terminal pro B type natriuretic peptide，NT-pro BNP）、C反应蛋白和超敏肌钙蛋白I联合传统的危险模型能增强10年心血管事件的预测效能[80]。有研究发现，较高的基础血浆D-二聚体水平是缺血性卒中和冠心病的危险标志物[81]。血管病变的标志物，如NT-pro BNP、超敏C反应蛋白（high sensitivity C-reactive protein，hs-CRP）、同型半胱氨酸（homocysteine，Hcy）、纤维蛋白原（fibrinogen，FIB）、三酰甘油、尿酸、细胞间黏附分子 -1、白细胞介素 -6、血清白蛋白等，均参与动脉粥样硬化的病理进展[82]。另有研究也发现，不同的疾病状态其血管指标及生物标志物不同，并且受多种相关因素的影响。如高血压、糖尿病、冠心病及下肢动脉疾病患者的心踝血管指数（CAVI）水平较高，且与血脂水平、hs-CRP、NT-pro BNP 及 Hcy 水平有关[83]。对于无心血管疾病患者群体研究发现，应用 hs-CRP 或纤维蛋白原来评估风险有助于心血管事件的预防[84]。指南中推荐，除了传统的危险因素外，还可评估家族史、糖化血红蛋白及微量白蛋白尿来进行冠心病的风险预测[85]。此外，关于危险因素调整改变后心血管事件的发生是否有所改变也已研究，通过随访研究冠状动脉危险因素的改变与冠心病发生改变的关系，结果发现，冠状动脉危险因素的改变能解释总冠心病发生降低的 66%，其中胆固醇有利改变的影响占 32%，血压、吸烟和运动分别占 14%、13% 和 9%[86]。因此，通过研究识别新的血管性疾病相关的生物标志物，进行及时的生活方式或药物干预，对于预防乃至逆转不良心血管事件的发生具有重要意义。

（十）基因遗传学评估

动脉硬化并不是现代人的专利，其存在早于现代文明社会与危险因素[87]，并且传统的危险因素仅是动脉硬化的部分影响因素，基因学因素也占据重要部分。动脉硬化实质是以年龄为基础，出生后便开始，随着年龄进展。基因和环境在动脉硬化的发生和发展中发挥重要作用，基因创造了动脉硬化的易损性，而是否或何时发生临床动脉硬化由环境因素决定[88]。

三、北京血管健康分级

北京血管健康分级（Beijing vascular health stratification, BVHS）[89] 的提出，标志着中国血管病变综合评估系统的建立。其具体内容如下：

Ⅰ级　为正常：结构和功能均正常；

Ⅱ级　动脉内皮功能障碍：无影像学证实的粥样硬化，FMD < 10%；

Ⅲ级　动脉僵硬期：无影像学证实的粥样硬化，CF-PWV > 9 米/秒，CAVI > 9；

Ⅳ级　结构性血管病变早期：影像学证实的动脉粥样硬化管腔狭窄 < 50%；

Ⅳa：动脉粥样斑块形成，弹性正常（CF-PWV≤9 米/秒，CAVI≤9）；

Ⅳb：动脉粥样斑块形成，弹性降低（CF-PWV > 9 米/秒，CAVI > 9）；

Ⅴ级　结构性血管病变中期：

Ⅴa：动脉粥样硬化形成，管腔狭窄 50% ~ 75%，弹性正常（CF-PWV≤9 米/秒，CAVI≤9）；

Ⅴb：动脉粥样硬化形成，管腔狭窄 50% ~ 75%，弹性降低（CF-PWV > 9 米/秒，CAVI > 9；

Ⅵ级　结构性血管病变晚期：管腔狭窄 > 75%（心、脑、肾、下肢血管）；

Ⅶ级　临床血管事件期（需紧急住院）：血管性猝死、急性冠状动脉综合征、脑血管意外、下肢动脉闭塞。

第四部分

常用血管检测技术

血管病变的检测技术发展迅速，包括无创的血管功能检测、影像学检测、侵入性检测技术等。血管功能检测包括内皮功能检测和动脉硬化检测，可反映全身血管早期病变情况。血管病变的影像学检查主要用于评估血管的解剖学改变，包括血管超声、CT血管造影（computered tomograhy angiography，CTA）、磁共振血管成像（magnetic resonance angiography，MRA）。侵入性血管检测技术是在血管造影的基础上，运用影像学、血流动力学技术评估血管病变，用于辅助介入治疗，目前主要应用在冠状动脉病变中。

第一节　无创血管内皮功能学检测

血管内皮功能障碍是发生于动脉粥样硬化最早期的病理改变，与传统的心脑血管危险因素密切相关，因此血管内皮功能检测（表4-1）可为动脉粥样硬化性血管疾病的一级预防提供早期证据。

表 4-1　血管内皮功能检测方法比较

	FMD	L-FMC	PAT
原理	NO	缩血管物质	NO
所需设备	超声	超声	Endo-PAT2000
测量部位	上臂	上臂	指尖
特点	人工测量	人工测量	自动化
反映内皮功能	大血管	大血管	微血管

一、血流介导的血管扩张

1. 原理　用袖带阻断肱动脉血流，然后释放袖带气体而引起动脉内反应性血流增加，血流增加带来的切应力作用于血管壁，促进 NO 的释放，导致血管舒张，通过高频超声设备测量血管管径的变化来衡量血管内皮功能。

2. 方法　受试者取仰卧位，选择右上臂肱动脉为受检动脉，在肘上 2 ~ 10 cm 处用高分辨率超声探头扫描肱动脉纵切面，同步监测肢体导联心电图，在舒张末期即心电图 R 波顶点处测量血管前后壁内膜之间的距离，记录基线肱动脉直径 D0。将加压袖带缚于右前臂中段，充气加压至高于收缩压 50 mmHg，阻断血流，5 分钟后放气，在肘上同一部位记录反应性充血后最大血管直径 D1，计算直径变化百分比 $\Delta D\%=(D1-D0)/D0\times100\%$，即 FMD%。当内皮功能障碍时，FMD% 会减小。正常值 FMD% > 10%。

3. 优缺点　血流介导的血管扩张（flow mediated dilatation，FMD）检测具有操作简便、可重复、设备价格低廉等优势，是目前临床上应用最广泛的检测大血管内皮功能的方法。FMD 也有一些缺陷：依赖人工操作高频超声，存在主观差异；在释放袖带压力后的血流量峰值有较大变异，导致 FMD 峰值有偏差。

二、低血流量介导的血管收缩

1. 原理　与 FMD 相反，低血流量介导的血管收缩（low-flow-mediated constriction，L-FMC）则是通过高分辨率超声来测量切应力骤减时血管管径的变化来衡量血管内皮功能。运用同 FMD 同样的装置，描述低流量导致的肱动脉收缩，其机制可能是由内皮依赖性物质如血管收缩剂（如 ET-1）增加和血管扩张剂（前列腺素等）减少。

2. 方法　L-FMC 需要受试者保持与 FMD 相同的条件下，同 FMD 相同的设备，如压力袖带、高分辨超声仪，将压力袖带置于患者上臂用以阻断肱动脉血流 5 分钟，以高分辨超声测量加压的最后 30 秒的桡动脉管腔内径 D1 相较于基线内径水平 D0 的最大变化。即 L-FMC=（D0–D1）/D0×100%。

3. 优缺点　L-FMC 具有和 FMD 相同的优缺点，可作为对 FMD 的补充。

三、反应性充血外周动脉压力测定

1. 原理　通过外周动脉压力设备（Endo-PAT2000）测定阻断肱动脉血流前后指尖脉搏波振幅张力变化，这一变化部分依赖于内皮释放的 NO，以此来评价小血管内皮功能，其原理与 FMD 相似。

2. 方法　受试侧手臂：将指尖探头置于示指，压力袖带置于同侧上臂。对照侧手臂：相同的指尖探头置于示指。加压前 10 分钟记录患者双侧指尖的基础张力幅度，后以大于收缩压 50 mmHg 的压力加压受试侧手臂 5 分钟，计算机自动记录双侧指尖在袖带释放后 3 分钟的指尖张力的平均变化程度。反应性充血外周动脉压力测定（peripheral arterial pressure measurement，PAT）检测指标包括反应性充血指数（reactive hyperemia index，RHI）及动脉增强指数（augmentation index，AI）。

3. 优缺点　操作简便、易于重复，实时的完全自动化的分析技术消除了依赖于操作者引起的误差。PAT 法测量指尖血管，主要用于评价微血管内皮功能。

第二节　动脉硬化检测

动脉硬化的检测方法有 5 种（表 4-2）。

表 4-2　动脉硬化检测方法比较

	PWV	PWA	ABI	CAVI	AASI
原理	脉搏波	脉搏波	上下肢血压差异	脉搏波	脉压差
测量部位	全身	桡动脉	肱动脉、踝动脉	踝动脉	–
受血压影响	是	是	否	否	是
需专用仪器	是	是	否	是	否

一、脉搏波传导速度

1. 原理　心脏节律性射血经由血管传导而产生的周期性波动即脉搏波，其波动传导的速度即脉搏波传导速度（pulse-wave velocity，PWV）。PWV 取决于动脉壁的弹性、血管腔径、管壁厚度以及血液黏度。由于血管腔径与管壁厚度，以及血液黏度变化相对较小，因此通过 PWV 的测量可反映动脉僵硬度。目前常用的 PWV 仪是利用压力传感器来记录体表动脉搏动产生的压力波信号。

2. 方法　将 PWV 仪传感器置于已选择的动脉段搏动最明显处，自动记录某一动脉段两点之间的传导的时间，脉搏波传导速度 = 距离 / 传导时间，即可反映动脉硬化程度。根据测量位置不同，常用的有颈动脉 - 股动脉脉搏波传导速度（carotid-femoral artery pulse-wave velocity，CF-PWV）、肱动脉 - 踝动脉脉搏波传导速度（brachial-ankle artery pulse-wave velocity，BA-PWV）、颈动脉 - 踝动脉脉搏波传导速度（carotid-ankle artery pulse-wave velocity，CA-PWV）、颈动脉 - 桡动脉脉搏波传导速度（carotid-radial artery pulse-wave velocity，CR-PWV）及肱动脉 - 桡动脉脉搏波传导速度（brachial-radial artery pluse wave velocity，BR-PWV）。

3. 优缺点　PWV 具有无创、简便、可重复性高的优点，是测量全身动脉硬化的重要指标。PWV 对血压的依赖性较大，容易受到血压波动的影响。

二、脉搏波形分析

1. 原理　脉搏波形分析（pulse waveform analysis，PWA）与 PWV 测定传导速度不同，PWA 通过记录桡动脉搏动压力变化曲线，转化得到脉搏波波形及幅度变化，来反映动脉硬化程度。

2. 方法　将袖带置于受检者左上臂，触摸右侧桡动脉搏动最强处并做标记。将平面压力波测定探头置于右侧桡动脉搏动最强处，调整位置直到获得理想的桡动脉脉搏压力波形和最大的信号强度。同步启动左上臂血压测量和右侧桡动脉脉搏压力波记录（共 30 秒）。检测仪自动得到桡动脉脉搏波舒张压力曲线。测定指标为大动脉弹性指数 C1 和小动脉弹性指数 C2，分别反映近端大动脉和外周小血管的弹性。

3. 优缺点　与 PWV 类似，对血压的依赖性较大。

三、踝肱指数

1. 原理　踝肱指数（ankle brachial index，ABI）即踝动脉收缩压与肱动脉收缩压之间的比值，是反映下肢动脉狭窄、阻塞的重要指标。

2. 方法　用同一血压计袖带分别置于上臂及近踝的下肢动脉搏动最明显处，重复 2 次以上测量，选择较高者作为踝动脉和肱动脉收缩压较大值，将两者相除得到 ABI。0.9 < ABI < 1.3 为正常，ABI > 1.3 提示动脉硬化，ABI < 0.9 提示动脉狭窄可能。

3. 优缺点　ABI 操作简便、可重复性高，无须特殊器械，是检测外周动脉疾病重要的工具。

四、心踝血管指数

1. 原理　心踝血管指数（cardio-ankle vascular index，CAVI）通过心电图、心音图、踝动脉脉搏波形记录并计算得出，CAVI=ln（Ps/Pd）× 2ρ/ΔP × PWV2，Ps：收缩压，Pd：舒张压，ΔP= 脉压，ρ：血液密度，PWV：心脏至踝部脉搏波传导速度。

2. 方法　将四肢血压袖带缚于上臂及下肢踝部，2 个电极分别置于双腕部以采集心电信号，微型麦克风置于胸骨体以采集心音信号。首先加压袖带压力至 30 ~ 50 mmHg，仪器自动检测心踝脉搏波速度（heart ankle pulse wave velocity，haPWV），然后采用压力振荡法分别测定双侧上下肢收缩压及舒张压。最后仪器根据测得的数据自动计算 CAVI。

3. 优缺点　CAVI 反映主动脉、股动脉和踝动脉的整体僵硬度，不受血压影响，可作为早期筛查工具。

五、动态动脉硬化指数

1. 原理　脉压一直以来被认为是反映动脉硬化的粗略指标。基于此，通过 24 小时动态血压监测获得不同生理情况下的收缩压与舒张压数值，经分析得到舒张压与收缩压之间的回归关系，进一步推算获得动态动脉硬化指数（ambulatory arterial stiffness index，AASI）。

2. 方法　行动态血压检查，白天每 20 分钟、夜间每 30 分钟测量 1 次血压，获得 24 小时收缩压与舒张压数值。AASI 计算方法：分析舒张压与收缩压之间的回归关系（舒张压 =a+b× 收缩压），AASI=1–b；b 为回归斜率。

3. 优缺点　操作简便，无须特殊器械，易于推广。

第三节　血管影像学检查

血管影像学检查方法包括血管超声、CT 血管造影和磁共振血管成像（表 4-3）。

表 4-3　血管影像学检查方法比较

	血管超声	CTA	MRA
原理	多普勒	对比剂显像	流空效应与对比剂显像
床旁	能	不能	不能
费用	低	中	高
放射性	无	有	无
肾毒性	无	有	无
钙化敏感	不敏感	敏感	不敏感

一、血管超声

血管超声（vascular ultrasound）因操作简便，设备要求低，无创，重复性高，应用十分广泛。血管超声利用多普勒原理，可以实时获取血流方向、流速、流量等信息，提供血管腔狭窄、闭塞、血栓，动脉瘤形成，动静脉瘘，心脏瓣膜狭窄、反流，心腔间分流等临床信息，主要用于头颈部血管、心脏、腹部血管、四肢血管的检查。

颈动脉因位置表浅，易于观察，可作为全身动脉的窗口，其超声检查可用于动脉粥样硬化性疾病的筛查。颈动脉内-中膜厚度（carotid intima-media thickness，CIMT）是早期动脉粥样硬化的重要指标。测量方法是取颈总动脉分叉处近端后壁 1.5 cm 处测量颈总动脉内膜 - 中层厚度，正常值：20 ~ 39 岁 < 0.65 mm；40 ~ 59 岁 < 0.75 mm；> 60 岁 < 0.85 mm，高于该年龄段正常值则被判定为内膜 - 中层增厚。如超声可见突入管腔的回声结构或血流异常缺损，或局部 IMT > 1.3 mm，则判断为动脉硬化斑块。

二、CT 血管造影

CT 血管造影（computered tomograhy angiography，CTA）是将 CT 增强技术与薄层、大范围、快速扫描技术相结合，通过合理的后处理，清晰显示血管的方法。CTA 是诊断血管疾病的重要方法之一，在临床上主要用于诊断脑血管疾病、主动脉疾病、冠状动脉疾病、肺动脉疾病、下肢血管疾病等。CTA 诊断脑动脉瘤、主动脉夹层、肺动脉栓塞的敏感度、特异性均较高，可作为筛选此类疾病的首选方法。CTA 具有操作简便，检查成本相对较低，能清晰显示血管壁钙化，可以从不同的角度不同的方向观察血管内外情况，可重复性高及不受血流流速的影响等优点。CTA 的不足之处为需要注射碘造影剂，有一定造影剂肾病风险；CTA 易受钙化病变影响，判断血管狭窄准确性不如数字减影血管造影（digital substraction angiography，DSA）。

三、磁共振血管成像

磁共振血管成像（magnetic resonance angiography，MRA）根据时间增强效应和相位效应原理，采用加强时间增强效应技术和减少相位相散效应技术，获得高强度信号的血流增强图像；采用加强相位相散效应技术获得低强度信号的血液抑制图像，血流抑制图像和血流增强图像相减即去掉静止组织，获得流动的血流图像，再通过三维数据采集和后处理技术获得血管影像。

磁共振血管成像分为两种，一种为不用经静脉注射对比剂，利用血液流动与静止的血管壁及周围组织形成对比而直接显示血管；另一种方法为对比增强磁共振血管成像（contrast enhanced MRA，CE-MRA），需用高压注射器注入对比增强剂（钆制剂）Gd-DTPA。直接 MRA 与 CE-MRA 各有优势。直接 MRA 不用对比剂，简便无创，成本低，对于显示颅脑血管非常有其实用价值。CE-MRA 可显示复杂的脏器及病变血管分布，常用于腹部血管疾病。

MRA 是非创伤、无射线、不用含碘造影剂的血管成像方法，但由于其检查费用较高、扫描时间较长、对钙化不敏感及有较多禁忌证（如对于急性或重症，安装心脏起搏器、金属置入的患者）等缺点限制了 MRA 在血管检查中的广泛应用。

第四节   侵入性检测技术

介入血管造影目前仍是血管病变诊断的"金标准"，主要用于判断血管病变的狭窄程度。但介入血管造影仍有一些局限性，如无法判断狭窄是否引起缺血，难以准确判断狭窄部位斑块的性质、形态、与开口的关系等。近年来，血流储备分数（fractional flow reserve，FFR）、血管内超声（intravascular ultrasound，IVUS）、光学相干断层成像（optical coherence tomography，OCT）等侵入性血管检测技术（表 4-4）被应用于冠状动脉病变判断并辅助介入治疗，弥补了"金标准"的不足。

表 4-4　侵入性血管检测技术比较

	FFR	IVUS	OCT
原理	狭窄两端压力差	声波成像	近红外光成像
类型	功能学评估	影像学评估	影像学评估
分辨率	—	100 μm	10 μm
穿透力	—	强	弱
血流阻断	不需要	不需要	需要
费用	一般	一般	高

一、血流储备分数

冠状动脉血流储备分数（fractional flow reserve，FFR）逐渐成为公认的有创病变功能学评价指标。FFR 的定义为心外膜狭窄冠状动脉提供给支配区域心肌的最大血流量与同一支冠状动脉正常时提供给心肌的最大血流量的比值，简化定义为心肌最大充血状态下的狭窄远端冠状动脉内平均压（Pd）与冠状动脉口部主动脉平均压（Pa）的比值，其比值越小反映狭窄对血流的影响程度越重。目前 "FFR=0.80" 是建议的 FFR 评估心肌缺血的参考标准，FFR < 0.75 的病变宜行血运重建，FFR > 0.80 的病变为药物治疗的指征。FFR 0.75 ～ 0.80 为 "灰区"，可综合患者的临床情况及血管供血的重要性，决定是否进行血运重建。

FFR 主要应用于稳定性缺血性心脏病患者冠状动脉造影血管临界病变（直径狭窄 30% ～ 70%）甚或直径狭窄 90% 以下的无心肌缺血证据病变的功能学评价，亦可应用于急性冠状动脉综合征非罪犯血管病变、急性 ST 段抬高型心肌梗死发病 6 天后的罪犯血管、非 ST 段抬高型急性冠状动脉综合征罪犯血管不明确患者的病变功能学评价，以指导治疗决策的制订。

FFR 不受心率、血压和心肌收缩力等血流动力学参数变化的影响，不需操作者的目测和估计，更加量化，检查结果的变异度更小，测量重复性好；FFR 所用压力导丝类似于标准经皮冠状动脉介入治疗（percutaneous transluminal coronary intervention，PCI）导丝，允许各种 PCI 器械操作。

二、血管内超声

血管内超声（intravascular ultrasound，IVUS）通过导管技术将微型化的超声探头置入血管腔内进行显像，可提供血管的横截面图像，直接显示管壁结构，从而进行定性分析和定量测量。IVUS 通过对病变程度、性质和累及范围的精确判断，可帮助选择治疗策略和方法，指导介入治疗过程，实现经皮冠状动脉介入治疗术后即刻支架最优化，并可监测相关并发症。

IVUS 是目前临床上最常用的腔内影像学检查，其优势是穿透性好、成像范围广；但不足之处是不能直接进行功能学评估，另外由于其分辨率的限制，对于斑块表面薄层纤维帽、微小的内膜撕裂及糜烂、微小血栓、脂质核心等结构难以分辨。

三、光学相干断层成像

光学相干断层成像（optical coherence tomography，OCT）是继 IVUS 后出现的一种新的冠状动脉内成像技术。OCT 技术通过收集反射的近红外光来成像，不同于 IVUS 收集声波成像。OCT 具有较高的空间分辨率，是

IVUS 分辨率的 10 ～ 20 倍，能更清楚地显示血管壁的组织结构，在评价易损斑块和指导支架置入等冠心病诊疗领域优势显著。

OCT 也有一些不足：

（1）组织穿透力弱，2 ～ 3 μm，足以分析大多数血管内膜下粥样斑块，但对于管壁的深层组织评估欠缺，尤其是监测斑块的面积方面存在不足，可能会高估管腔的面积，且不能准确检测狭窄程度。

（2）因其操作中需阻断血流且耗时较长，对管腔的显示能力有限。

（3）价格较昂贵，目前仅在小部分地区应用。

第五部分

血管性疾病的临床表现与诊断

第一节　颈动脉狭窄

一、定义

1. 无症状性颈动脉狭窄　既往6个月内无颈动脉狭窄所致的短暂性脑缺血发作（transient ischemic attack，TIA）、卒中或其他相关神经症状，只有头晕或轻度头痛的临床表现，视为无症状性颈动脉狭窄。

2. 有症状性颈动脉狭窄　既往6个月内有TIA、一过性黑矇、患侧颅内血管导致的轻度或非致残性卒中等临床症状中一项或多项的颈动脉狭窄，称为有症状性颈动脉狭窄。

二、临床表现

部分轻、中度颈动脉狭窄患者可无临床症状。对于临床症状出现与狭窄相关的症状者，称为"症状性颈动脉狭窄"。症状性颈动脉狭窄的临床表现主要与血管狭窄导致的脑缺血相关。根据发病的时间特点可以分为短暂性脑缺血发作和卒中，而这两者的主要区别在于患者的缺血症状是否可在24小时内完全缓解。可以完全缓解的为短暂性脑缺血发作，而不能完全缓解的为卒中。颈动脉狭窄导致的缺血症状主要包括头晕、记忆力与定向力减退、意识障碍、黑矇、偏侧面部和（或）肢体麻木和（或）无力、伸舌偏向、言语不利、不能听懂别人说的话等。

三、诊断

颈动脉狭窄的诊断必须通过病史采集、体格检查和相关特殊检查的结合来确立。

1. 体格检查　包括表情状态、面部是否对称、语言、意识、运动功能、肢体张力、共济失调试验、感觉功能等，部分患者可有脑卒中的体征，偶可发现精神和智力异常。部分患者可有颈动脉搏动减弱，提示近心端狭窄。一般来说，双侧经三角及锁骨上方听诊区音调高、时间长的杂音提示狭窄严重，但轻度狭窄和完全闭塞前可由于血流速度变慢而没有杂音。此外，眼底检查可在眼底动脉分叉处看到微血栓。

2. 辅助检查　包括颈动脉狭窄程度的测量、超声检查、磁共振成像、CTA、DSA、经颅多普勒超声（transcranial doppler，TCD）。

第二节　冠状动脉疾病

一、冠状动脉粥样硬化

冠状动脉粥样硬化（coronary atherosclerotic，CA）是多因素共同作用的中型肌弹力型动脉内膜疾病。当冠状动脉造影提示单支血管狭窄不超过 50% 时，诊断为冠状动脉粥样硬化；超过 50% 时可明确诊断为冠状动脉粥样硬化性心脏病。冠状动脉粥样硬化性心脏病（coronary atherosclerotic heart disease，CHD）是冠状动脉粥样硬化引发的管腔狭窄或阻塞，从而导致心肌缺血、缺氧，最终影响心脏的功能、结构的疾病。

（一）分类

临床类型：根据冠状动脉病变的部位、供血范围、血管阻塞程度及心肌缺血的发展速度，1979 年 WHO 将本病分为 5 型：

1. 隐匿性或无症状性冠心病（latent coronary heart disease） 患者有心肌缺血的客观证据，但无相关症状，也称为无症状性心肌缺血。

2. 心绞痛（angina） 一过性的心肌供血不足所致，有发作性胸骨后疼痛，发作时无心肌坏死。WHO 根据心绞痛的发作情况和机制分为 3 型：劳力性心绞痛、静息性心绞痛、混合性心绞痛。劳力性心绞痛包括稳定性劳力性心绞痛、初发型劳力性心绞痛、恶化型劳力性心绞痛。静息性心绞痛包括卧位型心绞痛、变异型心绞痛、中间综合征、梗死后心绞痛。混合性心绞痛是指劳力性和静息性心绞痛同时并存。

3. 心肌梗死（myocardial infarction，MI） 急性心肌损伤［血清心脏肌钙蛋白增高或回落，且至少 1 次高于正常值上限（参考值上限值的 99 百分位值）］，同时有急性心肌缺血的临床证据，包括：

（1）急性心肌缺血症状；

（2）新的缺血性心电图改变；

（3）新发病理性 Q 波；

（4）新的存活心肌丢失或室壁运动异常的影像学证据；

（5）冠状动脉造影或腔内影像学检查或尸检证实冠状动脉血栓。

4. 缺血性心肌病（ischemic cardiomyopathy，ICM）表现为心脏增大、心力衰竭和心律失常，为长期心肌缺血导致心肌纤维化引起。

5. 猝死（sudden death）　为缺血心肌局部发生电生理紊乱，引起严重的室性心律失常所致。

根据心肌缺血的发生机制、发展速度及预后，临床上分为慢性冠脉疾病（chronic coronary artery disease，CAD）和急性冠状动脉综合征（acute coronary syndrome，ACS）两类。CAD包括隐匿性冠心病、缺血性心肌病和稳定性心绞痛。急性冠状动脉综合征包括不稳定性心绞痛（unstable angina，UA）、急性心肌梗死（acute myocardial infarction，AMI）和冠心病性猝死。根据心电图的ST段变化，ACS分为非ST段抬高型ACS和ST段抬高型ACS。非ST段抬高型ACS包括不稳定性心绞痛和非ST段抬高型心肌梗死（non-ST-segment elevation myocardial infarction，NSTEMI）。ST段抬高型ACS主要是ST段抬高型心肌梗死（ST-segment elevation myocardial infarction，STEMI）。

（二）隐匿性冠心病

隐匿性冠心病（latent coronary heart disease）主要有3种临床表现：

（1）患者有因冠状动脉狭窄引起的心肌缺血的客观证据，但无症状。

（2）患者曾患MI，现有心肌缺血的客观证据，但无症状。

（3）患者有心肌缺血的客观证据，有时有症状、有时无症状，此类患者居多。

无创检查是诊断心肌缺血的主要方法。针对高血压、糖尿病或脂代谢异常患者，有吸烟史、ASCVD风险中危以上，及有早发 CVD 家族史等人群，通过不同的检查方式，确定心肌缺血的情况。主要的检查有静息、动态或负荷试验 ECG 检查、颈动脉内 - 中膜厚度（IMT）、踝肱比、冠状动脉 CTA 评估冠脉钙化积分、放射性核素心肌显像、有创性冠状动脉造影、IVUS 等，为诊断提供重要的证据。

（三）缺血性心肌病

缺血性心肌病（ischemic cardiomyopathy，ICM）是冠状动脉粥样硬化所致的长期心肌缺血、缺氧，心肌细胞减少、坏死，心肌纤维化、心肌瘢痕形成的疾病。其属于冠心病的一种特殊类型或晚期阶段。

1. 临床表现

（1）充血型缺血性心肌病

① 心绞痛：患者伴或不伴有心绞痛，有些仅表现为胸闷、乏力、眩晕、呼吸困难等症状，还可以表现为无症状的心肌缺血。患者常有冠心病史或有 1 次以上的心肌梗死病史。

② 心力衰竭：病情发展到一定阶段会出现慢性心力衰竭的表现，一般先出现左心衰竭的表现，常为劳力性呼吸困难、夜间阵发性呼吸困难、端坐呼吸等，伴有疲乏、无力。心脏听诊可闻及第一心音减弱、舒张中晚期奔马律。双肺可闻及散在湿啰音。出现右心衰竭时可有食欲减退、下肢水肿等，颈静脉充盈、怒张，心界扩大、肝大、压痛，肝颈静脉回流征阳性。

③ 心律失常：病程中可出现各种心律失常，以期前收缩、心房颤动、传导阻滞多见。

④ 血栓和栓塞：心脏腔室明显扩大、心房颤动未积极抗凝治疗、心输出量明显降低的患者心脏腔室易形成

血栓。

（2）限制型缺血性心肌病

主要表现为左心室舒张功能障碍，心肌收缩功能正常或轻度异常，临床表现、体征与限制性心肌病类似。

2. 诊断

需排除冠心病并发症及其他心脏病或病因引起的心脏扩大、心力衰竭，需满足以下条件即可诊断。

（1）有明确的心肌坏死或心肌缺血证据（既往有心脏事件、血管重建史，有客观的心肌缺血证据，如 ECG 提示心律失常或冠状动脉缺血的变化，超声心动图提示室壁运动异常，放射性核素显像提示心肌缺血改变，冠脉 CTA 或冠状动脉造影证实动脉狭窄等。）

（2）心脏明显扩大。

（3）心功能不全临床表现和（或）实验室依据。

（四）稳定性心绞痛

稳定性心绞痛（stable angine pectoris）是冠状动脉供血不足，心肌发生急剧、短暂的心肌缺血、缺氧所致的临床综合征，可伴有心脏功能障碍，但无心肌坏死，如冠状动脉供血不能恢复，持续心肌缺血、缺氧则会进展为心肌坏死，导致心肌梗死。

1. 临床表现

（1）心绞痛以发作性胸痛为主要临床表现，疼痛的特点为：

① 诱因：发作常由体力劳动或情绪激动（如愤怒、焦虑、过度兴奋等）所诱发，饱食、寒冷、吸烟、心动过速、休克等亦可诱发。疼痛多发于发生于劳力或激动的当时，而不是劳累之后。典型的稳定性心绞痛常在相似的条件下重复发生。

② 部位：主要在胸骨体之后，可波及心前区，手掌大小范围，也可横贯前胸，界限不清。常放射致左肩、左臂内侧、环指（无名指）和小指，或者颈、咽或下颌部。

③ 性质：胸痛常为压迫、发闷或紧缩性，可有烧灼感，但无针刺或刀扎样锐性疼痛，偶伴恐惧感、濒死感。部分患者仅觉胸闷不适而无胸痛。发作时患者往往不自觉停止正在进行的活动，直至症状缓解。

④ 持续时间：疼痛一般持续数分钟至十余分钟，在停止活动后多数在 3 ~ 5 分钟内可缓解，一般不超过半个小时。可数天或数星期发作一次，亦可一日内发作多次。

⑤ 缓解方式：在停止诱发疼痛的活动后可缓解；舌下含服硝酸甘油等硝酸酯类扩血管药物能在数分钟内缓解疼痛。

（2）体征：心绞痛发作间隙无特殊体征，发作期间常为心率增快、血压升高、表情焦虑、皮肤冷或出汗，有时出现第三或第四心音奔马律。可有短暂的心尖部收缩期杂音，由于心肌缺血引起的乳头肌功能障碍所致的二尖瓣关闭不全引发的病理性杂音；可有第二心音逆分裂、交替脉；部分患者可出现肺部啰音。

2. 诊断

根据典型的发作特点、体征及辅助检查，结合年龄、冠心病的高危因素，除外其他原因所致的心绞痛，即可诊断。发作不典型者，诊断需根据服用硝酸甘油后的症状变化和发作时 ECG 的变化。未记录到发作时 ECG 者，可根据患者耐受情况行 ECG 负荷试验、动脉 ECG 监测心肌缺血改变与诱发因素的关系从而辅助诊断。诊断困难者，可行放射性核素检查、冠状动脉 CTA 或选择性冠状动脉造影检查。考虑介入治疗或外科手术者，必须行选择性冠状动脉造影。

（五）急性冠脉综合征

急性冠脉综合征（acute coronary syndrome，ACS）是一组急性心肌缺血引起的临床综合征。

1. 不稳定性心绞痛和非 ST 段抬高型心肌梗死

患者胸部不适的性质与典型的稳定性心绞痛相似，但程度更重，持续时间更长，可达数十分钟，休息时仍可发生。体征无特异性，常与稳定性心绞痛类似，但可发现潜在的加重心肌缺血的因素。

根据典型的心绞痛症状、体征、典型的缺血性心电图改变及心肌损伤标志物［心肌肌钙蛋白 T（cardiac troponin T，cTnT、心肌肌钙蛋白 I（cTnI）或肌酸激酶同工酶 MB（creatine kinase，MB form，CK-MB）］的升高，可诊断不稳定性心绞痛（unstable angina，UA）和非 ST 段抬高型心肌梗死（non-ST-segment elevation myocardial infarction，NSTEMI）。诊断不明确者，可在病情稳定后，行负荷心电图、负荷超声心动图、核素心肌灌注显像、冠状动脉造影等检查。

2. 急性 ST 段抬高型心肌梗死

急性 ST 段抬高型心肌梗死是在冠状动脉病变基础上，发生冠状动脉血供急剧减少或中断所致心肌细胞缺血坏死。

患者常在发病前有数日乏力、胸部不适，活动时心悸、气急、烦躁、心绞痛等前驱症状。心绞痛发作较前频繁、程度较重、持续时间较长（可达数小时或更长）、硝酸甘油疗效差、诱发因素不明确。患者常有烦躁不安、出汗、恐惧、胸闷或有濒死感。严重者发展为休克或急性心力衰竭。还可出现发热、心动过速、恶心、呕吐等坏死物质吸收及刺激迷走神经的症状。

根据典型的临床表性、特征性心电图改变及实验室检查可明确诊断。

二、冠状动脉痉挛性心绞痛

由于走行于脏层心包下的冠状动脉主干及其主要分支发生一过性痉挛收缩，导致冠状动脉管腔完全或几乎完全闭塞，使其血流灌注支配的心肌区域产生心肌透壁性或非透壁性缺血，由冠状动脉痉挛所致的心肌梗死属于Ⅱ型心肌梗死。血管内皮功能异常是冠状动脉痉挛的主要原因。

1. 临床表现

冠状动脉痉挛性心绞痛（coronary spastic angina, CSA）患者无特异性体征，常在过度换气、饮酒等情况，多数患者在安静状态下出现胸闷、胸痛等典型心绞痛性质相符的症状，白天的运动不会加重胸痛，但持续时间能够较以血管器质性病变为基础的劳力性心绞痛长，可伴有冷汗、意识障碍。冠状动脉痉挛的发作具有昼夜节律的特点，清晨的轻度活动即能诱发，甚至发生在夜间至清晨安静时，而多数发作表现为无症状的心肌缺血。

2. 诊断

根据 2017 年冠状动脉舒缩障碍国际研究组的《血管痉挛性心绞痛国际标准化诊断标准》：

（1）对硝酸酯类药物具有反应的心绞痛——在自发性心绞痛发作时，至少存在一项以下情况：

① 静息型心绞痛（尤其在夜间和凌晨发作的类型）；

② 活动耐力具有明显的昼夜变化——早晨活动耐力

下降；

③ 过度换气可诱导心绞痛发作；

④ 钙离子通道阻滞剂治疗有效，而 β- 受体阻滞剂治疗无效。

（2）短暂的缺血性 ECG 变化：发病时至少在相邻两个导联出现以下改变：

① ST 段抬高≥0.1 mV；

② ST 段压低≥0.1 mV；

③ 新的负向 U 波。

（3）冠状动脉痉挛：自发性或激发试验（尤其乙酰胆碱、麦角新碱，或者过度通气）中出现的完全或次完全冠状动脉闭塞（> 90% 狭窄），并伴随心绞痛症状以及 ECG 改变。

确定诊断应符合（1）、（2）、（3）条，可疑诊断必须符合（1），伴或者不伴有（2）、（3）。

三、心肌桥

心肌桥（myocardial bridging，MB）是行走于心肌内，被心肌纤维覆盖的冠状动脉分支。血管管腔在心脏收缩期被心肌纤维挤压，从而产生远端心肌缺血。临床上可表现为类似心绞痛的症状、心律失常、心力衰竭、晕厥、心肌梗死，甚至心搏骤停和猝死。

（一）分型

1. Noble 分型　根据收缩期冠状动脉受压狭窄程度分为 3 级：1 级狭窄程度 < 50%；2 级狭窄程度 50% ~ 75%；3 级狭窄程度 > 75%。1 级很少出现临床症状，2、3 级可能需要临床干预。

2. Ferreira 分型　根据前降支形成的心肌桥位置分

为 2 型：

（1）浅表型：约占 75.6%。前降支走行于室间沟内，心肌纤维束以垂直或锐角形式跨过冠状动脉，朝向心尖部走行，此型多数无症状。

（2）纵深型：约占 24.4%。前降支走行偏向右心室，位于深部室间隔，纵行心肌纤维束起源于心尖并插入室间隔，以纵行、斜向或螺旋形跨过冠状动脉。以 MB 厚度 2 mm 分为浅表型、纵深型。

3. Schwarz 分型　将前降支 MB 分为 3 型：

（1）A 型：有临床症状，冠状动脉造影时意外发现，无冠状动脉缺血客观证据。

（2）B 型：有临床症状，有无创性符合试验缺血证据。

（3）C 型：有临床症状，有冠状动脉内血流动力学改变，有或无冠状动脉缺血客观指标。

（二）诊断

根据临床表现、辅助检查诊断心肌桥。专家建议多层螺旋 CT 作为首选检查技术，对临床诊治有重要意义。其他的检查技术有门控单光子发射计算机断层扫描、负荷超声心动图、光学相干断层扫描技术、冠状动脉造影、血管内超声、血流储备分数等，在心肌桥的诊疗中有不同的应用价值。

四、冠状动脉微血管疾病

冠状动脉微血管疾病（coronary microvascular disease，CMVD）是在多种致病因素的作用下，冠状前小动脉和小动脉的结构和（或）功能异常所致的劳力性心绞痛或心肌缺血客观证据的临床综合征。分为不合并阻塞性冠状动脉疾病 CMVD、合并阻塞性冠状动脉疾病的 CMVD 和其他类型的 CMVD。

（一）不合并阻塞性冠状动脉疾病 CMVD

又称为原发性微血管心绞痛，常伴有动脉粥样硬化的多种危险因素，这些危险因素可通过内皮细胞依赖性和非依赖性机制导致微血管功能异常，表现为冠状动脉血流储备（coronary flow reserve，CFR）降低和微血管收缩。原发性微血管心绞痛可分为稳定型和不稳定型两个类型。

1. 临床表现

（1）稳定型：主要症状是劳力相关的胸痛发作，很难与严重冠状动脉狭窄患者的胸痛症状相区分，但以下特点提示 CMVD 的可能性：

① 女性多见：占 CMVD 患者的 56% ~ 79%，多数发生在绝经期后；

② 胸痛：绝大多数系劳力诱发，单纯表现为静息性胸痛的冠状动脉微血管病患者较少；

③ 单次胸痛持续时间较长：半数以上超过 10 分钟，停止运动后胸痛症状仍持续数分钟；

④ 胸痛发作时含服硝酸甘油效果不佳，甚至恶化。

（2）不稳定型：主要临床表现为反复发生的胸痛，常出现在静息状态，可于凌晨痛醒，亦可表现为轻度体力活动后的胸痛，但诱发心绞痛的体力活动阈值不恒定，胸痛持续时间可长达 1 ~ 2 小时，含服硝酸甘油无效。胸痛发作时或 Holter 监测可记录到心电图缺血型 ST-T 改变并呈动态演变。5% ~ 10% 非 ST 段抬高型急性冠状动脉综合征患者虽有急性胸痛，但冠状动脉造影正常或接近正常，女性患者这一比例可高达 30%，微血管心绞痛是导致这些患者症状的重要原因。

2. 诊断

（1）稳定型：

① 主要或仅由劳力诱发的典型心绞痛症状，胸痛持续时间常大于 10 分钟，硝酸甘油治疗效果不佳；

② 具有如下至少一项心肌缺血的客观证据，但负荷超声心动图检查无节段性室壁运动异常：自发或劳力诱发的典型胸痛伴随心电图 ST 段压低、心肌负荷单光子发射计算机断层成像术（single-photon emission computed tomography，SPECT）示可逆性的心肌灌注缺损、多普勒超声或 CMR 检查发现负荷相关的 CFR 减低（< 2.0）、CMR 或 PET 检查发现有心肌缺血的代谢性证据；

③ 冠状动脉造影正常、接近正常、管壁不规则或小于 20% 以下的管腔狭窄；

④ 如临床高度疑诊 CMVD 但 CFR≥2.0，可在严密监护下冠状动脉内注射乙酰胆碱进行激发试验，如心外膜下冠状动脉无痉挛，但出现心绞痛症状和心电图缺血型 ST-T 改变可确诊 CMVD；

⑤ 排除非心源性胸痛和其他心脏疾病如变异性心绞痛、心肌病、心肌炎或瓣膜病。

（2）不稳定型：患者有典型的不稳定性心绞痛（UA）或非 ST 段抬高型急性心肌梗死（NSTEMI）的症状，但硝酸甘油疗效不佳，心电图出现缺血型 ST-T 改变并呈现动态演变，可伴有血清肌钙蛋白水平轻度升高，冠状动脉造影正常或接近正常，乙酰胆碱激发试验心外膜下冠状动脉无痉挛，但出现典型心绞痛和心电图缺血型 ST-T 改变，排除冠状动脉一过性血栓形成或急性心肌炎，可以诊断原发性不稳定型微血管心绞痛。

（二）合并阻塞性冠状动脉疾病的 CMVD

CMVD 合并稳定型心绞痛时表现为：

（1）心绞痛发作时间较长，诱发心绞痛的体力活动阈值变异较大，含服硝酸甘油无效。

（2）心绞痛发作程度重于冠状动脉狭窄程度所预期的症状。

（3）在成功的 PCI 后早期负荷试验仍呈阳性，提示存在 CMVD，而晚期负荷试验阳性常提示存在再狭窄病变。

（4）在 PCI 解除心外膜冠状动脉狭窄病变后，如 CFR < 2.0 或冠状动脉内乙酰胆碱激发试验后心外膜下冠状动脉无痉挛，但出现典型心绞痛和心电图缺血型 ST-T 改变，可确诊合并存在的 CMVD。

在接受直接 PCI 治疗的 ST 段抬高型急性心肌梗死（STEMI）患者中，如术后心外膜下冠状动脉再通，但心肌再灌注未恢复，这种现象称为"无复流"（no-reflow）或再灌注后冠状动脉微血管阻塞（coronary microvascular obstruction，CMVO）。下列情况提示存在 CMVO：

（1）PCI 后 TIMI 血流分级 0 ~ 2 级。

（2）PCI 后 TMPG 0 ~ 2 级。

（3）术后 90 分钟心电图 ST 段上抬的幅度回降 < 50%。

（4）出院前 SPECT 显示心肌局部无灌注区，MRI 显像显示钆首次通过灌注缺损或钆延迟显像增强。

五、大动脉炎引起的冠状动脉病变

大动脉炎（Takayasu arterifis，TA）是指主动脉及其主要分支的慢性进行性非特异性炎性疾病。病变多见于主动脉弓及其分支，其次为降主动脉、腹主动脉及肾动脉。主动脉的二级分支，如肺动脉、冠状动脉也可受累。受累的血管可为全层动脉炎。早期血管壁为淋巴细胞、浆细胞浸润，偶见多形核中性粒细胞及多核巨细胞。由于血管内膜增厚，导致管腔狭窄或闭塞，少数患者因炎症破坏动脉壁中层，弹力纤维及平滑肌纤维坏死，而致动脉扩张、假性动脉瘤或夹层动脉瘤。

部分患者在局部症状或体征出现前，可有全身不适、易疲劳、发热、食欲缺乏、恶心、出汗、体重下降、肌痛、关节炎和结节红斑等症状，可急性发作，也可隐匿起病。当局部症状或体征出现后，全身症状可逐渐减轻或消失。

当累及冠状动脉时，可出现胸闷、心悸、心前区不适等心绞痛表现，根据累及其他血管情况，出现相应器官缺血的症状与体征，如头痛、头晕、晕厥、卒中、视力减退、四肢间歇性跛行性活动疲劳，肱动脉或股动脉搏动减弱或消失，颈部、锁骨上下区、上腹部、肾区出现血管杂音，两上肢收缩压差 > 10 mmHg 等。

根据 1990 年美国风湿病学会的分类标准：

（1）发病年龄 ≤ 40 岁；

（2）肢体间歇性运动障碍：活动时 1 个或多个肢体出现逐渐加重的乏力和肌肉不适，尤以上肢明显；

（3）肱动脉搏动减弱：一侧或双侧肱动脉搏动减弱；

（4）双侧上肢收缩压差 > 10 mmHg；

（5）锁骨下动脉或主动脉有血管杂音；

（6）血管造影异常：主动脉一级分支或上下肢近端的大动脉狭窄或闭塞，病变常为局灶或节段性。且不是由动脉硬化、纤维肌肉发育不良或类似原因引起。

具备以上标准 ≥ 3 条者诊断为大动脉炎。

需要与先天性主动脉缩窄、动脉粥样硬化、肾动脉纤维肌发育不良、血栓闭塞性脉管炎、白塞病、结节性多动脉炎等相鉴别。

六、冠状动脉瘘

冠状动脉瘘（coronary artery fistulae，CAF）是一种少见的先天性心脏病，是指冠状动脉与心腔、冠状静脉、肺动脉等的异常连接。大多数患者无临床症状或体征，通常在体检时发现心脏杂音或行导管介入时发现。产生大量左向右分流的 CAF 则可导致"窃血综合征"，出现心绞痛等症状。CAF 最常见的并发症为心力衰竭。体征以连续性杂音伴局部震颤为特征，类似动脉导管未闭，左心 CAF 者以胸骨左缘 4、5 肋间舒张期杂音最响；而瘘入右房者，则胸骨右缘第 2 肋间收缩期杂音最响。肺动脉或左方瘘的杂音则沿胸骨左缘第 2 肋间最响。

综合临床症状、心前区杂音、X 线、心电图及超声心动图检查，本病诊断并不困难，但需与动脉导管未闭、主动脉瘤、主 - 肺间隔缺损及室间隔缺损合并主动脉瓣关闭不全相鉴别。

第三节   主动脉疾病

一、主动脉夹层

（一）定义

主动脉夹层（aortic dissection，AD）是一种严重威胁人类生命健康的危重症心血管疾病，是指主动脉内膜破裂，血液渗入主动脉肌壁中，形成的夹层血肿并沿着主动脉壁延伸剥离的严重心血管急症。急性主动脉夹层是一种发病率低，但可危及生命的内、外科急症，需要快速的临床识别、明确的诊断检查和紧急治疗。

（二）分型

AD 分型的目的是指导临床治疗和评估预后。1965 年，De Bakey 首次根据 AD 原发破口的位置及夹层累及范围提出 De Bakey 分型，将 AD 分为Ⅰ、Ⅱ、Ⅲ型。

Ⅰ型：原发破口位于升主动脉或主动脉弓，夹层累及大部或全部胸升主动脉、主动脉弓、胸降主动脉、腹主动脉；

Ⅱ型：原发破口位于升主动脉，夹层累及升主动脉，少数可累及主动脉弓；

Ⅲ型：原发破口位于左锁骨下动脉以远，夹层范围局限于胸降主动脉为Ⅲa型，向下同时累及腹主动脉为Ⅲb型。

1970 年，Daily 根据夹层累及的范围提出了 Stanford 分型，将 AD 分为 A、B 两型。凡是夹层累及升主动脉者为 Stanford A 型，相当于 De Bakey Ⅰ型和Ⅱ型；夹层仅累及胸降主动脉及其远端者为 Stanford B 型，相当于 De Bakey Ⅲ型。

（三）分期

传统分期方法将 AD 分为急性期和慢性期。发病时间≤14 天为急性期，发病时间 > 14 天为慢性期。2010 美国心脏协会（American Heart Association，AHA）指南推荐的 AD 分期方法为：发病时间≤2 周为急性期，发病时间 2 ~ 6 周为亚急性期，发病时间 > 6 周为慢性期。

（四）临床表现

1. 疼痛　疼痛是 AD 患者最为普遍的主诉。AD 导致的疼痛常被描述为"撕裂样"或"刀割样"持续性难以忍受的锐痛。疼痛的部位和性质可提示 AD 破口的部位及进展情况。Stanford A 型夹层常表现为前胸痛或背痛，Stanford B 型夹层常表现为背痛或腹痛，但两者疼痛部位可存在交叉。

2. 心脏及其他脏器灌注不良表现　主动脉夹层累及冠状动脉开口可导致急性心肌梗死、心功能衰竭或恶性心律失常，患者可表现为典型的冠状动脉综合征，如胸痛、胸闷和呼吸困难，心电图 ST 段抬高和 T 波改变。AD 累及主动脉的其他重要分支血管，可导致脏器缺血或灌注不良的临床表现。夹层累及无名动脉或左颈总动脉可导致中枢神经系统症状；夹层累及一侧或双侧肾动脉可有血尿、无尿、严重高血压甚至肾衰竭；夹层累及腹腔干、肠系膜上及肠系膜下动脉时可引起胃肠道缺血表现，如急腹症和肠坏死，部分患者表现为黑便或血便；有时腹腔动脉受累引起肝或脾梗死；夹层累及下肢动脉时可出现急性下肢缺血症状，如疼痛、无脉甚至下肢缺血坏死等。

3. 体征　AD 累及心脏及主动脉瓣膜时容易出现主动脉瓣区舒张期杂音及心音低钝；累及弓上动脉时可出现神经系统体征；累及肠系膜上动脉或腹腔干出现腹部体征；累及下肢动脉可出现血压异常，肢端皮温改变。

（五）血管相关评估

胸痛且高度怀疑急性 AD 的患者，应完善常规检查如血常规及血型、尿常规、肝肾功能、血气分析、血糖、传染病筛查、心肌酶、肌红蛋白、凝血功能、D- 二聚体。进一步行主动脉 CTA 或 MRI 了解 AD 受累的范围、形态、不同部位主动脉的直径、主动脉瓣及各分支受累情况。完善心电图、超声心动图、Holter，完善颈部、下肢、肾动脉，评估血管风险及血管受累情况。血管造影曾被认为是 AD 诊断的"金标准"，但是对于内膜片、内膜破口及主动脉双腔的显示并不优于 CTA。

（六）诊断

对于急诊胸痛患者，2017 年，主动脉夹层诊断及诊疗规范中国专家共识给出的流程见图 5-1。

（七）鉴别诊断

缺血性胸痛：心绞痛、心肌梗死；肺栓塞；高血压危象；消化道疾病：胆囊炎、胆石症、胰腺炎；泌尿道疾病：肾结石、肾绞痛。

二、腹主动脉瘤

（一）定义

腹主动脉瘤（abdominal aortic aneurysm，AAA）是指腹主动脉管壁呈瘤样扩张，直径超过 3 cm 或大于正常直

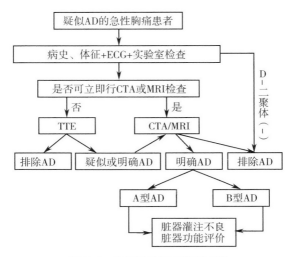

图 5-1　主动脉夹层的诊断流程

［引自：中国医师协会心血管外科分会大血管外科专业委员会．主动脉夹层诊断与治疗规范中国专家共识．中华胸心血管外科杂志，2017，33（11）：641-654.］

径的 50%。AAA 目前病因不明，但绝大多数为伴随动脉硬化而发生的退行性病变。男性、吸烟、高龄（年龄大于 65 岁）、高血压、冠心病、外周动脉疾病及相关家族史均为 AAA 的危险因素。男女比例为（5 ~ 10）∶1，65 岁以上男性超声筛查 AAA 的患病率为 4% ~ 9%。

（二）自然病程

腹主动脉瘤的自然发展过程是瘤体逐渐增大和瘤腔内血液持续湍流而形成附壁血栓。因此，腹主动脉瘤最常见的并发症为：瘤体破裂、远端脏器栓塞和邻近脏器受压。流行病学资料表明，腹主动脉瘤直径 < 4 cm 时，年增长 1 ~ 4 mm；瘤体直径 4 ~ 5 cm 时，年增长为 4 ~ 5 mm；瘤体直径 > 5 cm，年增长就会 > 5 mm，而瘤体破裂率达 20%；如果瘤体直径 > 6 cm，瘤体年增长 7 ~ 8 mm，瘤体最终破裂率也增加 40%。破裂性腹主动脉瘤的风险极高，病死率高达 90%。

（三）临床表现

1. 症状　大多数 AAA 无临床症状，多经日常体格检查或腹部影像学而发现。AAA 破裂患者常有典型的三联症：腹部或背部剧痛、腹部搏动性包块以及突发低血压。但这种三联症有时并不一定同时发生。

2. 体征　腹部触诊可在脐平面周围触及搏动性包块，听诊有时可闻及血管杂音，但腹部体检触诊准确率并不高，常因肥胖（特别是腹部腰围 > 100 cm）、腹胀和较小的动脉瘤使诊断的准确率降低。研究发现，腹部体检对 AAA 的诊断只有 68% 的敏感度和 75% 的特异度。部分 AAA 扩张后可能压迫下腔静脉导致双下肢水肿。

（四）血管相关评估

完善常规检查如血常规及血型、尿常规、肝肾功能、血气分析、血糖、传染病筛查、心肌酶、肌红蛋白、凝血功能、D-二聚体。进一步行主动脉 CTA 或 MRI 了解 AAA 瘤颈大小、形态学、分支血管、铆钉区、髂动脉受累、入路情况及解剖变异等各方面的精确信息。完善心电图、超声心动图、Holter，完善颈部、下肢、肾动脉检查，评估手术风险。

（五）诊断

根据病史及腹部脐周或中上腹扪及膨胀性搏动的肿块，有时有轻压痛，查体时有时可听到腹部血管杂音及震颤等，即可怀疑腹主动脉瘤。进一步行彩色超声检查、CTA 或 MRA 检查，即可确立诊断。CTA 可作为腹主动脉瘤明确诊断的手段。

（六）鉴别诊断

主动脉夹层，肾绞痛，腹腔疾病如肠梗阻、胰腺炎等。

第四节 肾动脉疾病

一、定义

肾是血管丰富的器官，血管性疾病均可累及肾。肾血管疾病最常侵犯肾动脉，称肾动脉疾病。除了我们熟悉的肾动脉狭窄（RAS）这类发生在肾动脉主干的血管性疾病外，肾动脉疾病更有它的特殊性。肾单位是肾结构和功能的基本单位，其中肾小球是组成肾单位的核心结构。肾小球的结构包括入球小动脉、出球小动脉及二者间的动脉毛细血管球，这样任何肾小球受损的疾病都应该成为肾动脉疾病的一部分。按肾受累血管直径分类，可分为肾的中等动脉疾病及肾的小动脉和细动脉疾病。腹主动脉在第一腰椎水平两侧分支出肾动脉，进入肾门后，分出 5 支肾段动脉，走行于肾窦内，再依次分支为叶间动脉、弓形动脉、小叶间动脉、入球小动脉、肾小球毛细血管网及出球小动脉，其中肾动脉至弓形动脉段均为中动脉、小叶间动脉、入球小动脉，出球小动脉为小动脉。如果按照肾动脉疾病的病因分类，则可分为发育异常性血管疾病、代谢异常性血管疾病、血管炎等。

二、临床表现

肾动脉疾病因病因不同及受累动脉不同，其临床表现既有共性，又各有特点。本节讲述几个重点疾病。

（一）急性肾梗死

急性肾梗死（acute renal infarction，ARI）主要指肾组织因肾动脉主干或其分支栓塞或血栓形成而缺血坏死的一种疾病，可使肾功能急性受损。该病好发于老年伴动脉粥样硬化患者，也见于某些血管炎导致的肾动脉及其主要分支堵塞。因左肾动脉与主动脉形成的角度较对侧小，使得栓子更易进入，临床上急性肾梗死左侧多于右侧。因肾动脉的主要分支（如肾段动脉、叶间动脉）突然闭塞，侧支循环不能建立，相应的供血部位出现缺血性凝固性坏死。但 ARI 通常缺乏特异性症状和体征，少数病例甚至无任何临床表现，因此较易漏诊。约有 35% 的 ARI 患者有典型的临床表现：突发持续性的下背部、腰部或腹部疼痛，血尿和急性肾衰竭，可伴高血压、发热、恶心、呕吐。但这些症状均不是特异性表现，亦可见于泌尿系结石、感染、肿瘤等，也可见于非泌尿系疾病，如急腹症等。

ARI 的诊断主要根据患者的临床和影像学表现。凡出现以下情况要考虑本病的可能性。

（1）有肾梗死的致病因素，如动脉粥样硬化、结节性多动脉炎等；

（2）无明显诱因发生持续性腰痛，伴高血压、恶心、呕吐、发热，查体发现肾区叩击痛；

（3）突然出现的血尿及不明原因的氮质血症、难治性高血压等；

（4）血清乳酸脱氢酶升高。

一旦出现如上表现，完善肾动脉造影、肾增强 CT 等相关影像学检查可明确诊断。

（二）肾皮质坏死

肾皮质坏死（renal cortical necrosis，RCN），也叫弥漫性双侧肾皮质坏死（diffuse bilateral renal cortical necrosis，BRCN），是肾动脉梗塞的一种特殊而少见形式，也是急性肾衰竭的罕见病因。RCN 是由各种病因引起肾皮质小动脉痉挛或梗死，出现急性肾缺血，因肾皮质对缺血最敏感而导致局部组织坏死。但 RCN 的病因不止于此，还可能同免疫性损伤、血管炎及某些毒素的直接血管内皮细胞损伤有关。RCN 可发生于任何年龄，多见于产科合并症，如妊娠高血压综合征、胎盘早剥、羊水栓塞等，也可见于细菌性脓毒症、凝血机制障碍、弥散性血管内凝血、溶血尿毒综合征等。临床上除了原发疾病的表现外，主要表现为急性肾衰竭，常突然发生，进行性少尿或无尿，尿检提示血尿及蛋白尿，患者短期可出现肾性贫血。也有患者表现为发热及腰背部疼痛。当肾功能持续恶化时，患者常伴尿毒症症状，如恶心、呕吐等消化道表现。

通常通过 B 超或 CT 扫描可确立诊断。明确诊断需通过肾活检病理检查，显示片状或弥漫性皮质坏死。但多数病例不需要做肾活检这类创伤性检查，通过病史、临床表现结合一般检查即可确诊。

（三）肾动脉狭窄和缺血性肾病

肾动脉狭窄（renal artery stenosis，RAS）是指肾动脉主干和（或）其分支直径减少≥50%，狭窄两端收缩压差≥20 mmHg 或平均压差≥10 mmHg。当狭窄大于60% ~ 70%，导致肾内血流量显著下降，影响肾灌注压和肾小球滤过率，引发缺血性肾病（ischemic nephropathy）和肾血管性高血压。动脉粥样硬化导致的 RAS 是缺血性肾病最常见的病因，占缺血性肾病总数的 65% ~ 70%。我国已进入人口老龄化社会，缺血性肾病已成为我国老年终末期肾病（end-stage renal disease，ESRD）的主要病因之一，预后较差，患者群体近年增长迅速。

广义上缺血性肾病包括动脉粥样硬化、肾动脉纤维肌性疾病（纤维肌性发育异常）、大动脉炎导致的肾动脉或其主要分支的狭窄，以及高血压所致的肾小动脉硬化、肾小动脉胆固醇结晶栓塞等，因为这些都会导致肾组织灌注减少、肾缺血。但通常我们说的缺血性肾病多指发生在肾动脉及其主要分支水平的狭窄，当狭窄达到一定程度时（管腔狭窄≥60%），导致肾血流动力学显著变化，肾组织处于慢性缺血状态，肾小球滤过率降低，肾功能不全以及肾实质损害，发生缺血性肾病。

RAS 导致缺血性肾病，其临床表现包括肾表现及全身表现。肾表现包括因肾实质损害引起的肾萎缩、慢性肾功能不全、尿浓缩功能下降。全身表现多指肾血管性高血压及其引发的并发症，还包括那些引发 RAS 的基础疾病，以及出现慢性肾功能不全时的各系统表现。肾血管性高血压常难以控制，加重肾损害的进程。如患者既往有高血压病史，在发生 RAS 引起的缺血性肾病后，血压常进一步升高。患者常死于心血管并发症及尿毒症。

RAS 的诊断可遵循如下顺序：病因诊断，定位诊断，狭窄程度评估，综合评估重建血运是否可使患者临床获益。

1. 病因诊断

RAS 病因包括动脉粥样硬化性和非动脉粥样硬化性。动脉粥样硬化是 RAS 的主要原因（约为 82%），多见于有心血管危险因素的老年人。非动脉粥样硬化性 RAS 包括大动脉炎、纤维肌性发育不良（fibromuscular dysplasia，FMD）、结节性多动脉炎、先天性肾动脉发育异常等，以大动脉炎（约占 12%）和 FMD（约占 5%）最为常见。

不同病因 RAS 的诊断标准不尽相同。2017 年版的《肾动脉狭窄的诊断和处理中国专家共识》参照了近年来国内外对 RAS 病因的研究和临床实践认识，给出动脉粥样硬化性 RAS、大动脉炎性 RAS 及 FMD 性 RAS 的病因诊断标准如下：

（1）动脉粥样硬化性 RAS 诊断标准：

① 至少具有 1 个动脉粥样硬化的危险因素（肥胖、糖尿病、高脂血症、年龄 > 40 岁、长期吸烟）。

② 至少具有 2 项动脉粥样硬化的影像学表现（肾动脉锥形狭窄或闭塞、偏心性狭窄、不规则斑块、钙化，主要累及肾动脉近段及开口；腹部其他血管动脉粥样硬化的表现）。

（2）大动脉炎性 RAS 诊断标准：

① 发病年龄 < 40 岁，女性多见。

② 具有血管受累部位的症状和（或）体征（受累器官供血不足、病变血管狭窄相关体征、急性期可出现受累

血管疼痛和炎症指标明显升高）。

③ 双功能超声检查（duplex ultrasonogrphy，DUS）、计算机断层血管造影（CTA）、磁共振血管成像（MRA）或者肾动脉造影发现特征性的病变影像，这种病变影像综合分型（表 5-1）包括病变部位和病变性质的组合，即任何一型或多型的病变部位加任何一型或多型的病变性质组合，排除动脉粥样硬化、FMD、先天性动脉血管畸形、结缔组织病或其他血管炎等。

表 5-1   大动脉炎性 RAS 病变影像综合分型

病变部位		病变性质	
Ⅰ型	主动脉弓及头臂动脉	A 型	狭窄 - 闭塞
Ⅱ型	降主动脉、腹主动脉和（或）分支	B 型	扩张 - 动脉瘤
Ⅲ型	Ⅰ + Ⅱ	C 型	混合型
Ⅳ型	升主动脉、主动脉瓣或冠状动脉	D 型	动脉壁严重增厚、钙化
Ⅴ型	肺动脉	E 型	动脉壁外膜明显肿胀

该标准需要满足以上三项，每项须符合其中至少一条。该诊断标准具有高度敏感性，几乎可以包括所有形式的大动脉炎病损，甚至对超急性期无血管腔影像改变的大动脉炎也可做出诊断。如果大动脉炎诊断成立，RAS 程度超过 50% 以上，可诊断为大动脉炎性 RAS。

（3）FMD 性 RAS 诊断标准：FMD 是一种非炎性、非动脉粥样硬化性的动脉壁肌性病变所导致的中动脉狭窄，可累及全身动脉，其中肾动脉和颈内动脉最常受累。该病好发于育龄期妇女，肾动脉 FMD 往往以高血压起病而就诊。病变大多位于肾动脉主干中远段，可累及一级分支。病理上按肾动脉壁受累的范围分为中膜型、内膜型和全层型。影像上分为多灶型（串珠样）、单灶型（长度 < 1 cm）和管型（长度 > 1 cm）。育龄期妇女在因高血压就诊时，发现上述肾动脉受累的影像学改变，排除动脉粥样硬化、大动脉炎或其他血管炎等，可诊断为肾动脉 FMD 所致 RAS。

2. 定位诊断

肾动脉的全程、局部和各肾段动脉都可以发生狭窄，可以发生单侧 RAS，亦可发生双侧 RAS。还需要鉴别是主肾动脉的狭窄还是副肾动脉的狭窄。

这些判断需要借助影像学检查。遵循的原则是安全性、无创性和准确性。作为安全和无创性检查方法的彩色多普勒肾动脉超声常被用于 RAS 的初筛。该结果结合患者临床表现和其他辅助检查，高度怀疑 RAS 时，可完善计算机断层血管造影（CTA）或磁共振血管成像（MRA）检查。这三种是一线检查方法，后两者分别使用碘及钆对比剂，建议用 0.9% 氯化钠水化预防对比剂肾病。其中肾动脉 CTA 可作为无创评价 RAS 的"金标准"，其敏感性、特异性和准确性极高。相比之下，MRA 有时会夸大 RAS 的狭窄程度。但即便上述检查结果是阴性，也不能完全除外 RAS。当临床表现特征仍高度指向 RAS 时，应考虑有创性的肾动脉造影检查，这是诊断 RAS 的"金标准"，但肾动脉造影可能有对比剂肾病、血管栓塞和出血等并发症。血管超声造影检查是在血管超声检查基础上使用超声造影剂（ultrasound contrast agents，UCA）增强技术，可显示肾动脉的血流和狭窄情况，副反应相对较小，尚无临床研究证实超声造影剂可引发对比剂肾病，但该检查仍无法替代 CTA、MRA 和传统的肾动脉造影检查，如患者已经在 RAS 基础上继发或合并慢性肾功能不全，可考虑血管超声造影检查。

RAS 可根据影像学检查血管内径减少程度做如下分级：0 级：肾动脉无狭窄；1 级：狭窄程度 0 ~ 49%；2 级：狭窄程度 50% ~ 74%；3 级；狭窄程度 75% ~ 99%；4 级：肾动脉闭塞。狭窄程度以测量血管狭窄最严重处为准，大于 50% 具有血流动力学意义。

为综合评估重建血运是否可使患者临床获益，还要测量肾的大小（主要指肾长径及肾实质厚度），并行肾 ECT（emission computed tomography）检查测定分肾肾小球滤过率，评估 RAS 对该侧肾小球滤过率的影响，能较好预测血管重建疗效。此外，对可能伴发的腹主动脉瘤、髂动脉瘤等情况也应做全面排查。评价全身状况，判断是否存在影响治疗和预后的因素。

（四）肾胆固醇栓塞

随着人口老龄化，高血压、糖尿病、高脂血症及动脉粥样硬化症发生率增高，患者暴露于各类血管内操作的机会增多，胆固醇结晶栓塞发生率逐年增多。

医源性操作引发动脉粥样硬化斑块顶帽溃破，其深部的胆固醇结晶暴露于血管腔内，脱落并随血流栓塞至外周远端血管。胆固醇结晶机械性地阻塞血管床，并激活炎症系统引起更严重的继发性损伤。医源性病例常见于冠状动脉血管介入手术及大血管手术，也可见于溶栓治疗等。自发性病例多见于不稳定复杂性斑块（如腹主动脉瘤内斑块）破溃，多与恶性高血压、血管应激性损害等有关。因受累器官不同，可引起多样的临床表现。

胆固醇结晶栓塞 80% 会累及肾，肾也因此成为胆固醇结晶栓塞最常受累的器官之一。肾受累血管多为小叶间动脉与弓状动脉，但并非弥漫性分布。特征性的病理改变是小动脉管腔闭塞和管腔内细长晶体状空隙。肾小球先为缺血样改变，继而发展为球性或节段性硬化。肾间质起初为血管周围炎性浸润，继而发生片状间质纤维化。临床表现为急性肾损伤、进行性肾功能恶化或逐渐进展的慢性肾功能不全。

尿常规检查可有蛋白尿，尿沉渣镜检可见红细胞。血常规可有嗜酸性粒细胞比例及绝对值升高，还可发现红细胞沉降率（血沉）加快、低补体血症等。

肾外表现中，末梢皮肤青紫及网状青斑较为突出，其中足趾受累者被称为"蓝趾综合征"（purple toe syndrome），是一种肾胆固醇栓塞（artherosclerotic embolize）的间接诊断依据。

动脉粥样硬化患者在行血管内创伤性操作后出现典型三联征——皮肤网状青斑、急性肾损伤、外周血嗜酸性粒细胞升高，即高度怀疑发生胆固醇结晶栓塞，组织活检发现特征性病理改变可确诊。

（五）结节性多动脉炎

结节性多动脉炎（polyarteritis nodosa，PAN）是一种以中小动脉的节段性炎症与坏死为特征的非肉芽肿性血管炎。主要侵犯中小肌性动脉，呈节段性分布，易发生于动脉分叉处，并向远端扩散。该病在欧洲国家发病率为 0.44/10 万 ~ 0.97/10 万，好发于 40 ~ 60 岁男性，男女比例约 2：1。该病病因不明，可能与乙型肝炎病毒感染等有关。

PAN 起病可急骤或隐匿，可侵犯全身各系统，以肾受累最多见，可表现为急性肾衰竭、恶性高血压和慢性肾功能不全等。该病可侵犯肾动脉至肾小球入球动脉前的各级动脉，并不直接侵犯肾小球，蛋白尿以及血尿时因为肾小动脉的缺血或梗死引发的。组织学改变以动脉中层病变最明显，之后发生管壁纤维化、多发小动脉瘤、狭窄及梗死。

该病的诊断目前均采用1990年美国风湿病学会（ACR）的分类标准：

（1）体重下降≥4 kg（无节食或其他原因所致）；

（2）网状青斑（四肢和躯干）；

（3）睾丸痛和（或）压痛（并非感染、外伤或其他原因引起）；

（4）肌痛、乏力或下肢压痛；

（5）多发性单神经炎或多神经炎；

（6）舒张压≥90 mmHg；

（7）血尿素氮 > 400 mg/L 或肌酐 > 15 mg/L（非肾前因素）；

（8）血清乙型肝炎病毒标志物（HBsAg 或 HBsAb）阳性；

（9）动脉造影见动脉瘤或血管闭塞（除外动脉硬化、纤维肌性发育不良或其他非炎症性病变）；

（10）中小动脉壁活检见中性粒细胞和单核细胞浸润。

上述 10 条中至少有 3 条阳性者可诊断为 PAN。其诊断的敏感性和特异性分别为 82.2% 和 86.6%。血管影像学及组织病理检查是诊断的重要依据。

（六）血栓性微血管病

血栓性微血管病（thrombotic microangiopathy，TMA）是由各种病因导致的一组以微血管病性溶血性贫血（microangiopathic hemolytic anemia，MAHA）、血小板减少、缺血性器官损害为特征的急性临床病理综合征。该组疾病的特征是尽管病理和临床表现相似，但病因及发病机制有较大差异。TMA临床可分为溶血尿毒综合征（hemolytic uremic syndrome，HUS）和血栓性血小板减少性紫癜（thrombotic thrombocytopenic purpura，TTP）和其他因素所致TMA。肾是TMA主要受累器官，主要侵犯肾的小动脉和肾小球，因血管内皮细胞肿胀及纤维素性血栓形成导致肾小球缺血性病变尤为突出，同时伴有肾间质血管炎症细胞浸润及血栓形成，肾间质纤维化等。临床表现为急性肾衰竭，常遗留慢性肾功能不全。该病临床表现、诊治等内容将在相关章节中详细阐述。

（七）高血压性肾损害

在我国，高血压性肾损害（hypertensive kidney lesion）是除糖尿病性肾病和慢性肾小球肾炎以外最常见的终末期肾病（end stage renal disease，ESRD）的病因，约占ESRD病因的17%。高血压性肾损害是指原发性高血压所致的肾小动脉或肾实质损害，病理上可分为良性肾动脉硬化或恶性肾动脉硬化。后者相对少见，为恶性高血压引起。良性肾动脉硬化多发生在良性高血压5～10年后，基本的病理表现为肾小动脉玻璃样变，肾小球固缩及肾间质纤维化，肾体积变小，甚至呈颗粒状固缩肾。临床首发症状为夜尿增多，患者常伴有高血压的眼底、心脏等靶器官损害，逐渐出现慢性肾功能不全。恶性肾动脉硬化病理表现为弓形动脉、小叶间动脉及入球动脉内膜增厚，动脉壁纤维素样坏死及洋葱皮样改变，导致动脉腔狭窄及闭塞。临床表现为血压急剧升高和急骤进展的肾衰竭。

临床上根据患者的高血压病史及夜尿增多、慢性肾功能不全表现，结合其他靶器官损害的证据及肾影像学检查，以及肾小管功能受损的检验指标（如尿渗透压减低、尿 N- 乙酰 -β-D- 氨基葡萄糖苷酶、尿视黄醇结合蛋白增高等），可明确诊断为良性高血压导致的高血压性肾损害。而恶性高血压性肾损害者，有恶性高血压病史和相应的肾及其他靶器官损害的典型临床表现，尿检提示蛋白尿和血尿，肾功能在短期内迅速恶化，根据这些可基本确诊。肾活检病理结果对诊断高血压性肾损害有重要意义。

（八）ANCA 相关性小血管炎

抗中性粒细胞胞质抗体（ANCA）相关性小血管炎（ANCA associated vasculitis，AAV）是系统性血管炎中小血管炎的一种，是以小血管坏死性炎性损伤为特征的自身免疫性疾病。由于体内出现了中性粒细胞胞质抗体，并诱发了抗内皮细胞抗体而致系统性小血管和毛细血管的损伤。2012 年，Chapel hill 会议将 AAV 分为显微镜下多血管炎（MPA）、肉芽肿性多血管炎（GPA，原称韦格纳肉芽肿）、嗜酸细胞性肉芽肿性多血管炎（EGPA，原称 Churg-Strauss 综合征）。AAV 可侵犯全身各系统，肾是 AAV 最常侵犯的器官，所有 AAV 都可以侵犯肾，表现为肾功能在短期内迅速下降，其引起的新月体肾炎是急进型肾小球肾炎的重要病因。

各型 AAV 有各自的诊断标准，根据 AAV 系统性损害和肾损害的表现和辅助检查证据多可明确诊断。AAV 的常规检查包括血清 ANCA、MPO 及 PR3、尿沉渣及肾功能检查等，肾活检病理检查是诊断 AAV 相关肾损害的"金标准"。

第五节　下肢动脉疾病

下肢动脉硬化闭塞症

（一）定义

下肢动脉硬化闭塞症（arterial sclerosis occlusion，ASO）是指由于动脉硬化造成的下肢供血动脉内膜增厚、管腔狭窄或闭塞，病变肢体血液供应不足，引起下肢间歇性跛行、皮温降低、疼痛，乃至发生溃疡或坏死等临床表现的慢性进展性疾病，常为全身性动脉硬化血管病变在下肢动脉的表现。

（二）危险因素

下肢 ASO 的主要病因是动脉粥样硬化。发病率随年龄增长而上升，70 岁以上人群的发病率在 15% ~ 20%。男性发病率略高于女性。常见危险因素如下：吸烟、糖尿病、高血压、高脂血症、高同型半胱氨酸血症、慢性肾功能不全、炎性指标升高等。

（三）临床表现

早期症状有下肢轻度麻木不适、间歇性跛行、静息痛、肢体溃疡、坏疽等。体征有肢端皮温下降、皮肤菲薄、毛发脱落、下肢动脉搏动减弱或消失、动脉收缩压下降（表 5-2）。

1. 间歇性跛行　除下肢动脉硬化闭塞症外，主动脉缩窄、动脉纤维肌发育不良、腘动脉瘤、腘动脉窘迫综合征、多发性大动脉炎、血栓闭塞性脉管炎等多种非动脉粥样硬化性血管病变，均可引起下肢间歇性跛行。此外多种神经源性疾病、肌肉关节性疾病和静脉疾病也可能产生小腿疼痛症状。

表 5-2 下肢动脉闭塞疾病的症状分期

Fontaine 分类		Rutherford 分类			
分期	临床表现	分级	类别	临床表现	客观标准
Ⅰ期	无症状期		0	无症状期	踏车试验 * 正常
Ⅱa 期	间歇性跛行，无痛行走距离 > 200 m	Ⅰ	1	轻度间歇性跛行	完成踏车试验，之后踝压 > 50 mmHg，但低于休息时的踝压至少 20 mmHg
Ⅱb 期	间歇性跛行，无痛行走距离 < 200 m		2	中度间歇性跛行	介于 1 和 3 之间
Ⅱ（复杂期）			3	重度间歇性跛行	不能完成踏车试验，之后踝压 < 50 mmHg
Ⅲ期	静息痛	Ⅱ	4	缺血性静息痛	休息时踝压 < 40 mmHg，足背和胫后动脉几乎不能触及，跖压 < 30 mmHg
Ⅳ期	静息痛伴缺血表现（组织缺失，溃疡，坏疽）	Ⅲ	5	小块组织缺损 - 非愈合性溃疡，局灶性坏疽伴足底弥漫性缺血改变	休息时踝压 < 60 mmHg，足背和胫后动脉几乎不能触及，跖压 < 40 mmHg
			6	大块组织缺损 - 超过跖骨头平面，足部功能无法保留	同标准 5

* 标准踏车试验在 15°斜面上，速度为每小时 3.2 公里，时间 5 分钟

［引自：中华医学会外科学会血管外科学组 . 下肢动脉硬化闭塞症诊治指南 . 中华医学杂志，2015，95（24）：1883-1897.］

2. 严重下肢缺血　下肢出现缺血性静息痛、溃疡、坏疽等症状和体征，病程超过2周。严重程度取决于下肢缺血程度、起病时间，以及有无诱发加重的因素。静息痛为在间歇性跛行基础上出现的休息时仍然持续存在的肢体缺血性疼痛。疼痛部位多位于肢端，通常发生于前足或足趾。静息痛在夜间或平卧时明显，患者需将患足置于特定位置以改善症状，如屈膝位或将患足垂于床边。静息痛应与周围神经病变产生的疼痛相鉴别，后者常见于糖尿病和椎管狭窄患者。

3. 急性下肢缺血　急性肢体缺血的典型表现为"5P"症状，即疼痛（Pain）、苍白（Pallor）、无脉（Pulselessness）、麻痹（Paralysis）和感觉异常（Paresthesia），症状的严重程度常常取决于血管闭塞的位置和侧支代偿情况。

（四）诊断

诊断标准：

（1）年龄 > 40岁；

（2）有吸烟、糖尿病、高血压、高脂血症等高危因素；

（3）符合下肢动脉硬化闭塞症的临床表现；

（4）缺血肢体远端动脉搏动减弱或消失；

（5）ABI≤0.9；

（6）影像学检查证据：彩色多普勒超声、CTA、MRA和DSA等影像学检查显示相应动脉的狭窄或闭塞等病变。

符合诊断标准前4条可以做出下肢ASO的临床诊断。ABI和彩色超声可以判断下肢的缺血程度。确诊和拟定外科手术或腔内治疗方案时，可进一步行MRA、CTA、DSA等检查。诊断流程参见图5-2。

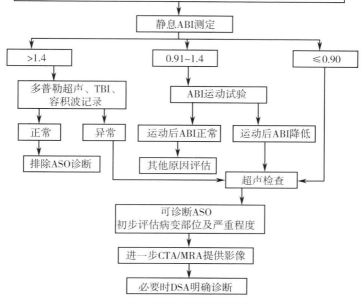

图5-2 下肢动脉硬化闭塞症的诊断流程

［引自：中华医学会外科学会血管外科学组.下肢动脉硬化闭塞症诊治指南.中华医学杂志，2015，95（24）：1883-1897.］

第六节　下肢静脉曲张

一、定义

下肢静脉曲张主要是指下肢浅静脉发生迂曲扩张，分为原发性和继发性，前者主要诱因是长期久坐、久站。后者主要是由下肢深静脉血栓形成后综合征、下肢动静脉瘘等。

二、分类

（一）临床分类

C0：无症状；

C1：毛细血管扩张，网状静脉；

C2：静脉曲张；

C3：水肿；

C4：皮肤改变，

　　　C4a：色素沉着和（或）湿疹，

　　　C4b：色素沉着、脂质硬皮病；

C5：皮肤改变＋愈合性溃疡；

C6：皮肤改变＋活动性溃疡。

（二）病因分类

Ec：congenital（先天性）；

Ep：primary（原发性）；

Es：secondary（继发性）；

En：no venous etiology identified（原因不确定）。

（三）解剖分类

As：superficial veins（浅静脉）；

Ap：perforator veins（穿静脉）；

Ad：deep veins（深静脉）；

An：no venous location identified（部位不定）。

（四）病理生理分类

Pr：reflux（反流）；

Po：obstruction（梗阻）；

Pr，o：reflux and obstruction（反流 + 梗阻）；

Pn：no venous pathophysiology identifiable（不确定）。

第六部分

血管性疾病的治疗

第一节　无创治疗

一、颈动脉狭窄

戒烟是预防和治疗颈动脉狭窄的重要措施之一，对于吸烟的患病者应严格要求并督促其戒烟并避免被动吸烟。

药物治疗主要包括稳定动脉粥样硬化斑块以及抗血小板聚集药物。临床上常用的为他汀类调脂药物以及阿司匹林和（或）氯吡格雷。除此以外，药物治疗尚包括针对危险因素如高血压、糖尿病的药物治疗。药物治疗只能起到稳定动脉粥样硬化斑块、尽量减少血栓形成、减缓动脉粥样硬化的进展的目的，从而降低脑缺血事件的发生，并不能从根本上去除斑块，或是达到恢复脑组织血流的目的。

二、冠状动脉疾病

（一）药物治疗

适用于所有冠状动脉疾病患者，针对稳定性心绞痛患者可延缓动脉硬化进展、改善症状；针对不稳定性心绞痛患者，强化药物治疗后大部分可以转化为稳定性心绞痛；

针对急性心肌梗死患者联合血运重建治疗，使患者能够平稳度过危险期，减少死亡率，改善长期预后。包括：

1. 抗血小板药物

（1）阿司匹林：通过抑制环氧化酶和血栓烷（TXA_2）的合成达到抗血小板聚集的作用，所有冠状动脉疾病患者只要没有禁忌证均应使用，阿司匹林的最佳剂量范围：75～150 mg/d，主要不良反应为胃肠道出血或对阿司匹林过敏。

（2）ADP受体拮抗剂：包括氯吡格雷与替格瑞洛，通过选择性的不可逆的抑制血小板ADP受体而阻断ADP依赖激活的GPⅡb/Ⅲa复合物，有效地减少ADP介导的血小板激活和聚集，主要应用于支架及搭桥术后，以及阿司匹林有禁忌的患者，氯吡格雷顿服300 mg后2小时即能达到有效血药浓度，常用维持剂量75 mg/d，1次口服；替格瑞洛顿服180 mg后30分钟达到有效血药浓度，常用维持剂量180 mg/d，分2次口服。

（3）血小板膜糖蛋白Ⅱb/Ⅲa受体拮抗剂：血管在高剪切力状态下，血小板活化GPⅡb/Ⅲa受体构型改变导致与纤维蛋白的亲和性增加，血小板通过纤维蛋白原与GPⅡb/Ⅲa受体相结合，使相邻的血小板桥联在一起，是血小板聚集的"共同最后通路"。常用的静脉GPⅡb/Ⅲa受体拮抗剂有单克隆抗体阿昔单抗（Abciximab）、肽类抑制剂埃替非巴肽（Eptifibatide）以及非肽类抑制剂替罗非班（Tirofiban），国内目前仅有替罗非班。中高危非ST段抬高型急性冠脉综合征（NSTE-ACS）患者，尤其是肌钙蛋白升高、ST段压低或糖尿病患者，可在口服抗血小板药物的基础上，加用替罗非班作为初始治疗。GPⅡb/Ⅲa受体拮抗剂应在抗凝治疗基础上应用时，抗凝药物可以选择普通肝素或低分子肝素，出血危险较高的患者慎用或禁忌，应用时应监测血红蛋白和血小板计数。

2. 抗凝治疗　在 UA 和 NSTEMI 患者早期使用肝素，可以降低患者 AMI 和心肌缺血的发生率，联合使用阿司匹林获益更大，低分子肝素与普通肝素疗效相似，依诺肝素疗效甚至优于普通肝素（ESSENCE，TIMI-11B）。低分子肝素可以皮下注射，无需检测部分凝血活酶时间（activated partial thromboplastin time，APTT），较少发生肝素诱导的血小板减少，因此在某些情况下可以替代普通肝素。普通肝素和低分子肝素在不稳定性心绞痛/非 ST 段抬高型心肌梗死（UA/NSTEMI）患者治疗均作为Ⅰ类建议被推荐。其他直接抗凝血酶制剂只是由于肝素诱导的血小板减少患者的抗凝治疗，CARS 等试验显示，华法林低强度或中等强度抗凝不能使 UA/NSTEMI 患者受益，因而不宜使用，但是如果有明确指征，如合并心房颤动或人工机械瓣，则应当使用华法林。

3. 调脂药物　他汀类药物不仅能够降低低密度脂蛋白胆固醇（low density lipoprotein cholesterol，LDL-C），而且还有延缓斑块进展、稳定动脉硬化斑块、抗炎等作用，已成为冠状动脉疾病治疗的重要组成部分。对于冠心病极高危患者，推荐 LDL-C 的控制目标为 1.8 mmol/L 以下或较基础值降低超过 50%。

4. 血管紧张素转化酶抑制剂（angiotensin converting enzyme inhibitor，ACEI）　HOPE 研究结果显示：雷米普利能使无心力衰竭的高危血管疾病患者的主要终点时间（心血管死亡、心肌梗死、卒中）相对风险降低 22%。对于合并糖尿病、高血压、心力衰竭或左心室收缩功能不全的冠心病患者，以及心肌梗死患者，除外禁忌证后均应该使用 ACEI。

5. β 受体阻滞剂（β-receptor-blocking agent）　主要通过减慢心率，降低心肌耗氧量，减少心肌缺血发作，改善预后，降低死亡率，推荐使用无内在拟交感活性的 β 受体阻滞剂，常用的有美托洛尔、比索洛尔。

6. 钙 通 道 阻 滞 药（calcium channel blocker，CCB）钙通道阻滞药分为二氢吡啶类和非二氢吡啶类两种，在改善运动耐量和改善心肌缺血方面与 β 受体阻滞剂相当，主要通过改善冠状动脉血流和减少心肌耗氧起缓解心绞痛作用。针对变异性心绞痛或以冠状动脉痉挛为主的心绞痛，钙通道阻滞药是一线药物。地尔硫草和维拉帕米能减慢房室传导，常用于伴有心房颤动或心房扑动的心绞痛患者，但它们不适用于已有严重心动过缓、高度房室传导阻滞和病态窦房结综合征的患者。

7. 硝酸酯类（nitrate esters）　硝酸酯类药为内皮依赖性血管扩张剂，包括硝酸甘油、二硝酸异山梨酯、单硝酸异山梨酯等，能减少心肌耗氧和改善心肌灌注，从而改善心绞痛症状。舌下含服或喷雾用硝酸甘油仅作为心绞痛发作时缓解症状用药，也可在运动前数分钟使用，以减少或避免心绞痛发作。长效硝酸酯制剂用于减低心绞痛发作的频率和程度，并可能增加运动耐量。每天用药时应注意给予足够的无药间期，以减少耐药性的发生。

8. 其他类（曲美他嗪、尼可地尔）　代谢类药物曲美他嗪通过调节心肌能源底物，抑制脂肪酸氧化，优化心肌能量代谢，改善心肌缺血和左心功能，缓解心绞痛，可与 β 受体阻滞剂等抗心肌缺血药物联用。尼可地尔是一种钾通道开放剂，与硝酸酯类制剂具有相似的药理特性，对稳定性心绞痛治疗有效。

（二）溶栓治疗

适用于 STEMI 急性期，具体适应证：

（1）两个或两个以上相邻导联 ST 段抬高（胸导联≥0.2 mV，肢体导联≥0.1 mV），或提示 AMI 病史伴左束支传导阻滞，起病时间 < 12 小时，年龄 < 75 岁。对前壁心肌梗死、低血压（收缩压 < 100 mmHg），或心率增快（ > 100 次 / 分）患者治疗意义更大。

（2）ST 段抬高，年龄≥75 岁，无论是否溶栓，AMI 的死亡的危险性均较大，尽管溶栓降低死亡率的程度低于 75 岁以下患者，治疗相对益处降低，但权衡利弊后仍可考虑溶栓治疗。

（3）ST 段抬高，发病时间 12 ~ 24 小时，溶栓治疗收益不大，但在有进行性缺血性胸痛和广泛 ST 段抬高并经过选择的患者，仍可考虑溶栓治疗。

（4）高危心肌梗死，就诊时收缩压 > 180 mmHg 和（或）舒张压 > 110 mmHg，患者颅内出血的风险增加，对这类患者首先应镇痛、降低血压，将血压降至 150/90 mmHg 时再行溶栓治疗。

三、主动脉疾病

（一）主动脉夹层

主动脉夹层（aortic dissection，AD）基础治疗的原则为有效镇痛、控制心率和血压，降低主动脉破裂的风险。

（1）镇痛：适当肌内注射或静脉应用阿片类药物（吗啡、哌替啶）可降低交感神经兴奋导致的心率和血压的上升，提高控制心率和血压的效果。

（2）控制心率和血压：静脉应用 β 受体阻滞剂（如

美托洛尔、艾司洛尔等）是最基础的药物治疗方法。AD药物治疗的目标为控制收缩压至 100 ~ 120 mmHg、心率60 ~ 80 次 / 分。

（二）腹主动脉瘤

1. 一般治疗　戒烟可能有一定疗效；镇静稳定情绪。

2. 药物治疗

1）降压药物

① ACEI/ARB：用于治疗腹主动脉瘤（abdominal aortic aneurysm，AAA），不仅有降压作用，还具有逆转血管内皮功能紊乱、减缓动脉粥样硬化进程，以及直接抑制心血管病理性重塑的功能。

② β 受体阻滞剂：早期动物研究发现，β 受体阻滞剂可通过降低血压和抑制基质蛋白降解来抑制腹主动脉瘤的扩大。

2）他汀类药物：一项回顾性研究表明，服用他汀类药物可减缓 AAA 扩张速度。而另一项前瞻性研究没有得到上述结论。近年的一项 Meta 分析提示，他汀类药物在预防直径 < 55 mm 的腹主动脉瘤进一步扩张方面效果明显，可一定程度地减缓腹主动脉瘤的进展，应在腹主动脉瘤患者中常规使用。

3）抗血小板药，对于减慢腹主动脉瘤的扩张速度及预防血栓可能有效。另外，抗血小板药物对于预防腹主动脉瘤患者心血管事件的发生可能也具有重要的作用。

四、肾动脉狭窄

无创性药物治疗是肾动脉狭窄（renal artery stenosis，RAS）的基础治疗。我们需要针对肾动脉狭窄的不同病因、解剖和病理生理状况进行针对性治疗。无创治疗的目的是阻止肾动脉狭窄病因的持续作用，避免及延缓缺血性肾病的发生，降低肾血管性高血压，减少高血压及慢性肾功能不全相关并发症。无论何种病因引起肾动脉狭窄，阻断病因和危险因素的治疗是贯穿始终的基础治疗。在血管内径狭窄 > 50%，并且合并有肾血管性高血压和（或）缺血性肾病时，通常考虑在基础治疗的基础上行血管重建，改善肾的血流灌注，使患者临床获益。无创性的基础药物治疗方案包括针对病因和危险因素的治疗、针对血管性高血压的降压治疗等。

（一）肾动脉狭窄的病因治疗

1. 动脉粥样硬化性肾动脉狭窄的病因治疗　主要针对动脉粥样硬化的危险因素。包括戒烟酒、调脂、控制血压、降糖和抗血小板治疗等，其中降压和调脂治疗是重点。在肾动脉狭窄已经引发肾血管性高血压和（或）缺血性肾病时，建议使用他汀类药物强化降脂，使低密度脂蛋白胆固醇≤1.80 mmol/L（《中国成人血脂异常防治指南（2016 年修订版）》）。对发生动脉粥样硬化性肾动脉狭窄的中老年糖尿病患者，糖化血红蛋白（HbAlc）控制目标放宽至不超过 7% ~ 9%。但药物治疗对已经发生的血管狭窄或闭塞无明显疗效。

2. 大动脉炎性肾动脉狭窄的病因治疗　主要针对血管壁非特异性炎症。本病约 20% 为自限性，如患者大动脉炎病情处于非活动期，肾动脉狭窄 < 50% 且无肾血管性高血压和（或）缺血性肾病，可随访观察。对于处于活动期，尤其是急性期的患者，主张积极抗炎治疗。常用的药物有糖皮质激素和免疫抑制剂。初始治疗为糖皮质激素，通常选择泼尼松，足量、足疗程的糖皮质激素治疗可使多数大动脉炎病情得到控制，有效阻止炎症对肾动脉的

进一步损伤。但有部分患者需要联合应用糖皮质激素和免疫抑制剂才能达到诱导缓解。常用的免疫抑制剂是环磷酰胺、甲氨蝶呤和硫唑嘌呤等。

在糖皮质激素治疗期间要注意关注它可能引起感染、消化道出血、骨质疏松、类固醇性糖尿病、高血压和库欣综合征等不良反应。在免疫抑制剂治疗中应注意监测血、尿常规和肝、肾功能等。

3. 纤维肌性发育不良（fibromuscular dysplasia，FMD）导致的肾动脉狭窄的病因治疗　FMD 发病机制不明，目前尚无确切有效治疗方法，在无症状时无须进行内科治疗。对于出现高血压的患者，在积极降压治疗的同时，应由肾病科医生评估血管内介入治疗是否可使患者临床获益。

（二）肾血管性高血压的药物降压治疗

药物降压是肾血管性高血压的基础治疗，常用药物有钙通道阻滞药（CCB）、血管紧张素转化酶抑制剂（ACEI）、血管紧张素 II 受体拮抗剂（ARB）及 β 受体阻滞剂等。CCB 类药物安全而有效，常作为基础用药。ACEI 或 ARB 可用于单肾动脉狭窄，慎用于单功能肾或双侧肾动脉狭窄。β 受体阻滞剂有抑制肾素释放的作用，可用于肾血管性高血压。利尿剂因激活肾素释放，一般不主张用于肾血管性高血压，但患者如合并原发性高血压、肺水肿或心力衰竭，仍可选用。降压治疗的目标值，对无蛋白尿者为 < 140/90 mmHg，有白蛋白尿者为 < 130/80 mmHg。

五、下肢动脉硬化闭塞症

（一）针对心血管危险因素的治疗

1. 降脂药物治疗　推荐使用他汀类降脂药。应控制低密度脂蛋白（LDL）水平 < 2.6 mmol/L，对于具有缺血高风险的下肢动脉硬化闭塞症（arteriosclerosis obliterans，ASO）患者，建议控制 LDL 水平 < 1.8 mmol/L。

2. 抗高血压药物治疗

（1）仅合并高血压的下肢 ASO 患者建议控制血压 < 140/90 mmHg。

（2）有高血压同时合并糖尿病或慢性肾病的下肢 ASO 患者建议控制血压 < 130/80 mmHg。ACEI 类药物适用于有症状的下肢 ASO 患者。β 受体阻滞剂是有效降压药物，不会对跛行产生负面作用。

3. 糖尿病治疗　对于合并糖尿病的下肢 ASO 患者，必须加强饮食管理。控制血糖目标值：空腹 80 ～ 120 mg/dl（4.44 ～ 6.70 mmol/L），餐后 120 ～ 160 mg/dl（6.7 ～ 8.9 mmol/L），糖化血红蛋白 < 7.0%。建议患者主动学习并掌握足部日常护理方法，养成足部自我检查习惯，选择合适的鞋袜，正确护理并治疗足部的擦伤、裂伤、溃疡等。

4. 戒烟　是预防和治疗下肢 ASO 的重要措施之一，对于吸烟者应严格要求并督促其戒烟，如戒烟困难可在替代治疗辅助下完成。

5. 抗血小板和抗凝治疗　可以降低 ASO 患者心肌梗死、脑卒中及血管源性死亡的风险。推荐使用的抗血小板药物包括阿司匹林、氯吡格雷等。低剂量阿司匹林（75 ～ 150 mg/d）可以获得与高剂量相同的疗效。阿司匹林联合氯吡格雷可降低有症状的下肢 ASO 患者（无出血风险和存在心血管高危因素）心血管事件的发生率，应警惕出血风险。

（二）间歇性跛行的运动及药物治疗

1. 运动和康复治疗　必须在专业指导下进行，每次步行 30 ～ 45 分钟，每周至少 3 次，至少持续 12 周。推荐的运动方式有行走、伸踝或屈膝运动。也可以采用其他运动形式，但有效性不明确。

2. 药物治疗

（1）西洛他唑（Cilostazol）：是一种强效磷酸二酯酶Ⅲ抑制剂。2007 年被泛大西洋协作组织共识Ⅱ（trans-Atlantic Inter-Society Consensus，TASCⅡ）推荐作为治疗间歇性跛行的一线药物。西洛他唑具有抗血小板活性和舒张血管特性，不仅能够直接抑制血小板功能，改善内皮细胞功能，还可通过减少循环中活化或预调节的血小板数目而有效预防血栓性疾病。

（2）前列腺素类药物：分为静脉和口服剂型，前者如前列腺素 E1（前列地尔）等，后者如贝前列素钠及伊洛前列素等。药理作用是扩张血管和抗动脉粥样硬化（保护血管内皮、抗内膜增生、抗血小板）。可提高患肢 ABI，改善由下肢缺血引发的间歇性跛行、静息痛以及溃疡等症状。

（3）沙格雷酯：5-羟色胺受体（5-hydroxytryptamlne receptor，5-HT）选择性拮抗药。通过选择性地拮抗 5-HT 与 HT_2 受体的结合，抑制血小板凝集及血管收缩。用于改善慢性动脉闭塞症引起的溃疡、疼痛及冷感等缺血症状。

（三）严重下肢缺血的药物治疗

目的是缓解静息痛、促进溃疡愈合，以及辅助救肢。抗血小板药物（阿司匹林、氯吡格雷和西洛他唑等）可以预防心血管及其他部位动脉硬化闭塞症的进展。前列腺素类药物可以有效减轻静息痛、促进溃疡愈合，其中伊洛前列素可有效降低截肢率。

（四）急性肢体缺血的治疗

急性肢体缺血（acute limb ischemia，ALI）的患者可在数小时内发生神经和肌肉的不可逆性损伤，因此应强调对所有怀疑 ALI 的肢体血流情况进行多普勒超声检查，尽快评估并决定治疗方案。对所有 ALI 患者要立即开始抗凝治疗，通常用肝素或低分子肝素。对于威胁肢体存活的 ALI 患者，需行急诊血运重建。ALI 血运重建的方法包括经皮导管内溶栓、经皮机械取栓术、外科血栓切除、旁路手术以及动脉修复等。当肢体无法挽救时，需在患者全身情况恶化之前截肢。

六、下肢静脉曲张

1. 压迫治疗 包括弹力袜和弹力绷带，是下肢静脉曲张的基本治疗方法。建议患者运动、抬高患肢。

2. 药物治疗 静脉活性药物是治疗下肢静脉功能不全患者相关症状的一线用药，使用不应超过 3 个月，除非停止治疗后又复发。包括羟苯磺酸钙、黄酮类、七叶素、马栗种子提取物、合成地奥司明等。

七、深静脉血栓形成

（一）抗凝治疗

适用于早期深静脉血栓形成（deep vein thrombosis，DVT）患者，抗凝是 DVT 的基本治疗，可抑制血栓蔓延、利于血栓自溶和管腔再通，降低肺栓塞（pulmonary embolism，PE）发生率和病死率。DVT 慢性期需长期抗凝等治疗，以防止血栓蔓延和（或）血栓复发[89-90]。根据 DVT 发生的原因、部位、有无肿瘤等情况，DVT 的长期抗凝时间不同。

1. 对于由于手术或一过性非手术因素所引起的腿部近端或腿部孤立性远端的 DVT 或 PE 患者，推荐抗凝治疗 3 个月。

2. 无诱因的腿部近端或腿部孤立性远端的 DVT 或 PE 患者，推荐抗凝治疗至少 3 个月；3 个月后，应评估延长治疗的风险收益比，决定是否延长抗凝，D- 二聚体值可作为重要参考。

3. 无诱因的首次近端 DVT 或 PE 患者，伴有低、中度出血风险，建议延长抗凝治疗；伴有高度出血风险者，推荐抗凝治疗 3 个月。

4. 复发的静脉血栓栓塞症（venous thromboembolism, VTE）患者，如伴有低、中度出血风险，推荐延长抗凝治疗；伴有高度出血风险，建议抗凝治疗 3 个月。

5. 患有肿瘤的 VTE 患者，无高出血风险者，推荐延长抗凝治疗；有高出血风险者，建议延长抗凝治疗[91]。包括：

（1）肝素：有普通肝素、低分子肝素。普通肝素：剂量个体差异较大，使用时必须监测凝血功能，一般静脉持续给药。普通肝素可引起血小板减少症（hepatic induced thrombocytopenia, HIT）[92]，常于应用肝素 5 天后出现，高度怀疑时可行相关抗体的实验室检测进行确诊，HIT 诊断一旦成立，应立即停用，改为非肝素抗凝剂（如阿加曲班、利伐沙班等）治疗[93]。低分子肝素出血不良反应少，HIT 发生率低于普通肝素，使用时大多数患者无需监测。临床按体重给药，皮下注射，肾功能不全者慎用。

（2）维生素 K 拮抗剂（如华法林）：是长期抗凝治疗的主要口服药物，效果评估需监测凝血功能国际标准化比值（international normalized ratio, INR）。治疗剂量范围窄，个体差异大，药效易受多种食物和药物影响。治疗初始常与低分子肝素联合使用，建议剂量为 2.5 ~ 6.0 mg/d，2 ~ 3 天后开始测定 INR，当 INR 稳定在 2.0 ~ 3.0、并持续 24 小时后停低分子肝素，继续华法林治疗。华法林对胎儿有害，孕妇禁用。

（3）直接 Xa 因子抑制剂：在国内，利伐沙班已经被批准用于 DVT 的预防和治疗，该药的 33% 通过肾代谢，轻、中度肾功能不全的患者可以正常使用。单药治疗急性 DVT 与其标准治疗（低分子肝素与华法林合用）疗效相当[94]，推荐用法：前 3 周 15 mg，每天 2 次，维持剂量为 20 mg，每天 1 次。

（4）直接 IIa 因子抑制剂：阿加曲班静脉用药，分子量小，能进入血栓内部，对血栓中凝血酶抑制能力强于肝素，主要适用于急性期、HIT 及存在 HIT 风险的患者[95]。

（二）溶栓治疗

可保持静脉通畅、保护静脉瓣膜功能，而且能减少血栓后综合征的发病率。对于急性期中央型或混合型 DVT，对全身情况好、预期生存期≥1 年、出血风险较小的患者，可首选导管接触性溶栓。其他系统药物溶栓治疗还包括尿激酶溶栓，方法是自足背静脉，静脉滴注尿激酶 30 万 ~ 40 万单位 / 天溶栓治疗。系统溶栓主要并发症为出血，故行溶栓治疗前，必须严格评估其适应证及禁忌证，严格选择适用人群。

（1）尿激酶：最常用，对急性期的治疗具有起效快、效果好、过敏反应少的特点。常见的不良反应是出血；溶栓剂量至今无统一标准，一般首剂 4000 U/kg，30 分钟内静脉注射，继以每天 60 万 ~ 120 万单位，维持 72 ~ 96 小时，必要时延长至 5 ~ 7 天[96]。

（2）重组链激酶：溶栓效果较好，但过敏反应多，出血发生率高[97]。

（3）重组组织型纤溶酶原激活剂：溶栓效果好，出血发生率低，可重复使用。

（4）新型溶栓药物：包括瑞替普酶（Reteplase，rPA）、替奈普酶（Tenecteplase，TNK-rPA）等，溶栓效果好、单次给药有效，使用方便，不需调整剂量，且半衰期长[98]。

（5）降纤药物：常用巴曲酶，是单一组分降纤制剂，通过降低血中纤维蛋白原的水平、抑制血栓的形成，治疗DVT的安全性高。

（三）静脉活性药

包括七叶皂苷类、黄酮类等。七叶皂苷类（如迈之灵、威利坦）具有抗炎、减少渗出、增加静脉血管张力、改善血液循环保护血管壁等作用[99]。黄酮类（如地奥司明）具有抗炎、促进静脉血液回流，减轻患肢肿胀和疼痛作用，从而改善症状[100]。

（四）类肝素抗栓药物

如舒洛地特，有硫酸艾杜黏多糖和硫酸皮肤素两个主要成分，有较强的抗血栓作用，同时具有保护内皮、抗血小板和抗炎作用[101]。

第二节　介入治疗

一、颈动脉狭窄血管内成形术

近年来，随着介入治疗器械和技术的进步，颈动脉支架成形术（carotid artery stenting，CAS）正在成为可能替代颈动脉内膜剥脱术（carotid endarterectomy，CEA）的一种微创、安全和有效的颈动脉狭窄血流重建手段。

（一）适应证

1. 症状性患者，曾在 6 个月内有过非致残性缺血性卒中或一过性脑缺血症状（TIA，包括大脑半球事件或一过性黑蒙）的低中危外科手术风险患者，通过无创性成像或血管造影发现同侧颈内动脉直径狭窄超过 50%，预期围术期卒中或病死率 < 6%。

2. 无症状患者，通过无创性成像或血管造影发现同侧颈内动脉直径狭窄超过 70%，预期围术期卒中或病死率 < 3%。

3. 对于颈部解剖不利于 CEA 外科手术的患者应选择 CAS，而不使用 CEA。

4. 对于 TIA 或轻微卒中患者，如果没有早期血管重建术的禁忌证，可以在事件出现 2 周内进行干预。对于大面积脑梗死保留部分神经功能患者，应在梗死至少 2 周后再进行 CAS 治疗。

5. CEA 术后再狭窄，症状性或无症状性狭窄 > 70%。

6. CEA 高危患者　年龄 > 80 岁，心排血量低（EF < 30%），未治疗或控制不良的心律失常，心功能不全；近期心肌梗死病史，不稳定心绞痛；严重 COPD；对侧颈动脉闭塞，串联病变；颈动脉夹层；假性动脉瘤等。

7. 急诊患者，如假性动脉瘤，急性颈动脉夹层，外伤性颈动脉出血。

8. 颈动脉血管重建术不推荐应用于已有严重残疾的脑梗死患者中。

（二）禁忌证

随着器械材料和技术的进步，CAS 的适应证逐步扩大，既往的绝对禁忌证已经变为相对禁忌证。

1. 绝对禁忌证   无症状颈动脉慢性完全性闭塞。

2. 相对禁忌证

（1）3个月内颅内出血；

（2）2周内曾发生心肌梗死或大面积脑梗死；

（3）伴有颅内动脉瘤，不能提前处理或同时处理者；

（4）胃肠道疾病伴有活动性出血者；

（5）难以控制的高血压；

（6）对肝素，以及抗血小板类药物有禁忌证者；

（7）对造影剂过敏者；

（8）重要脏器如心、肺、肝和肾等严重功能不全者。

（三）围术期药物的应用

术前使用阿司匹林（100 ~ 300 mg/d）加氯吡格雷（75 mg/d）进行双抗血小板聚集治疗至少4天，或术前4 ~ 6小时前服用氯吡格雷（300 ~ 600 mg）。术后双联抗血小板治疗至少服用4周，如果合并冠心病和再狭窄的危险因素建议延长至3个月。建议长期服用低剂量阿司匹林（75 ~ 100 mg/d）。对于不能耐受氯吡格雷的患者，可以使用其他药物替代。除术前TIA反复发作的收缩压 < 180 mmHg的高血压患者外，建议所有患者使用抗高血压药物有效控制血压。术前心率低于50次/分或有重度房室传导阻滞者，可考虑术中植入临时起搏器。

二、冠状动脉疾病的介入治疗

（一）慢性稳定性冠心病

经皮冠状动脉介入治疗（PCI）主要用于有效药物治疗的基础上仍有症状的患者，以及有明确较大范围心肌缺血证据的患者。

（二）非 ST 段抬高型急性冠脉综合征

非 ST 段抬高型急性冠脉综合征（non-ST-segment elevation acute coronary syndrome，NSTE-ACS）包括 UA 和 NSTEMI，推荐用高敏肌钙蛋白（high-sensitivity troponin，hs-cTn）检测作为风险分层的工具，采用全球急性冠状动脉事件注册（Global Resistry of Acute Coronary Events，GRACE）预后评分进行缺血危险分层，分为紧急（2 小时以内）、早期（24 小时以内）和延迟（72 小时以内）3 种血运重建策略。

1. **极高危**　血流动力学不稳定或心源性休克；顽固性心绞痛；危及生命的心律失常或心脏停搏；心肌梗死机械并发症；急性心力衰竭伴难治性心绞痛和 ST 段改变；再发心电图 ST-T 动态演变，尤其是伴有间歇性 ST 段抬高。推荐进行紧急冠状动脉造影（< 2 小时）。

2. **高危**　肌钙蛋白升高；心电图 ST 段或 T 波动态演变（有或无症状）；GRACE 评分 > 140 分。推荐早期行冠状动脉造影，根据病变情况决定是否行侵入策略（< 24 小时）。

3. **中危**　糖尿病；肾功能不全，eGFR < 60 ml/（min·1.73 m^2）；左心室功能下降（LVEF < 40%）或慢性心力衰竭；心肌梗死后早发心绞痛；近期行 PCI 治疗；既往行冠状动脉旁路移植术（coronary artery bypass grafting，CABG）治疗；109 分 < GRACE 评分 < 140 分；无创性负荷试验时再发心绞痛症状或出现缺血性心电图改变。推荐侵入策略（< 72 小时）。

4. **低危**　先行非侵入性检查（首选心脏超声等影像检查），寻找缺血证据，再决定是否采用侵入策略。

对首诊于非 PCI 中心的患者，极高危者，建议立即转运至 PCI 中心行紧急 PCI；高危者，建议发病 24 小时内转运至 PCI 中心行早期 PCI；中危者，建议转运至 PCI 中心，发病 72 小时内行延迟 PCI；低危者，可考虑转运行 PCI 或药物保守治疗。

（三）急性 ST 段抬高型心肌梗死

减少时间延误是急性 ST 段抬高型心肌梗死（ST-segment elevation myocardial infarction，STEMI）实施再灌注治疗的关键问题，应尽量缩短首次医疗接触（First medical contact，FMC）至 PCI 的时间和 FMC 至医院转出时间，从而降低院内死亡风险。对首诊可开展急诊 PCI 的医院，要求 FMC 至 PCI 时间 < 90 分钟。对首诊不能开展急诊 PCI 的医院，当预计 FMC 至 PCI 的时间延迟 < 120 分钟时，应尽可能将患者转运至有直接 PCI 条件的医院。根据我国国情，可请有资质的医生到有 PCI 设备的医院行直接 PCI，但要求 FMC 至 PCI 时间 < 120 分钟。如预计 FMC 至 PCI 的时间延迟 > 120 分钟，对有适应证的患者，应于 30 分钟内尽早启动溶栓治疗。对 STEMI 患者尽早溶栓并进行早期 PCI 治疗是可行的，尤其适用于无直接 PCI 治疗条件的患者。溶栓后早期实施冠状动脉造影的时间宜在 3 ~ 24 小时，其最佳时间窗尚需进一步研究。对合并多支病变的 STEMI 患者，美国 2013 年及中国 2015 年 STEMI 指南均建议仅对梗死相关动脉（infarct relative artery，IRA）进行干预，除非合并心源性休克或梗死 IRA 行 PCI 后仍有持续性缺血征象，不应对非 IRA 行急诊 PCI。

（四）PCI 术中操作

1. 介入治疗入径

股动脉径路是 PCI 的经典径路。但随着技术的发展，目前在我国大多选择经桡动脉径路（血管相关并发症少，患者痛苦少）作为首选推荐。特殊情况下可酌情选择其他适宜的血管径路，如尺动脉、肱动脉等。

2. 术中辅助诊断及治疗技术

（1）血管内超声（intravascular ultrasound，IVUS）：IVUS 通常用于造影结果不明确或者不可靠的情况下，如开口病变、血管重叠及分叉病变等。采用 IVUS 指导有助于查明支架失败原因。IVUS 对 PCI 有非常重要的指导价值，尤其是对高危病变（包括左主干、钙化及分叉病变等），可明确支架大小、膨胀是否充分，以及定位是否准确等。对选择性的患者（无保护左主干、三支、分叉、慢性闭塞及支架内再狭窄病变等），推荐 IVUS 指导的优化支架置入。对慢性闭塞病变，IVUS 指导有助于明确闭塞始点及帮助判断指引导丝是否走行在真腔，提高 PCI 成功率。

（2）血流储备分数（fractional flow reserve，FFR）：FFR 能特异地反映心外膜下冠状动脉狭窄的功能学严重程度，对开口、分支、多支和弥漫性病变均有一定的指导意义。对没有缺血证据的稳定性冠状动脉疾病（stable coronary artery disease，SCAD）患者，推荐对冠状动脉造影目测直径狭窄 50% ~ 90% 的病变行 FFR 评估。DEFER 研究提示，对冠状动脉造影提示直径狭窄 > 50% 临界病变的 SCAD 患者，当病变 FFR≥0.75 时延迟 PCI，其 5 年随访期内心血管事件显著低于 FFR < 0.75 而实施 PCI 的患者。

FAME 研究发现，对存在多支病变的 SCAD、UA 和 NSTEMI 患者，FFR 指导的介入治疗组患者 1 年内复合终点事件显著低于单纯造影指导的介入治疗组。对单支或多支血管病变的 SCAD 患者，FAME2 研究提示，在有

FFR ＜ 0.80 的病变存在的患者中，PCI 组患者 1 年内主要心血管不良事件发生率明显低于单纯药物治疗组。因此，对多支血管病变患者，推荐 FFR 指导的 PCI（ⅡaB）。近年的大样本注册研究证实，FFR 指导的血运重建在真实世界中的获益与随机对照研究中一致；且对 FFR 在 0.75 ~ 0.80 之间的病变，介入治疗联合最佳药物治疗较单纯药物治疗预后更好。关于冠状动脉真性分叉病变，DKCRUSH- Ⅵ研究结果提示，应用"必要时分支支架技术"处理分支病变，FFR 指导与造影指导相比较，分支干预的概率减少，而 1 年主要心血管不良事件无差异。提示 FFR 可用于指导真性分叉病变的分支介入治疗。

（3）光学相干断层成像（optical coherence tomography，OCT）：OCT 较 IVUS 具有更好的空间分辨率，但穿透力较差，因此对发现靠近冠状动脉腔内病变及支架边缘损伤的细微解剖学变化更有价值，但对判定斑块负荷及组织内部特征依然不够准确。迄今尚无大规模前瞻性随机对照研究探讨 OCT 指导的 PCI 治疗。OCT 对明确血栓、造影未识别的斑块破裂及支架膨胀不良的价值优于 IVUS，有助于查明支架失败原因。对选择性患者，OCT 可优化支架置入。

3. 支架选择

第一代药物洗脱支架（drug-eluting stent，DES）（西罗莫司 DES 和紫杉醇 DES）采用永久材料作涂层，可增加晚期和极晚期血栓形成和内皮化不良风险。2006 年后逐渐上市的新一代 DES 采用了与第一代不同的支架框架材料（包括钴铬合金、铂铬合金等）、新的抗增生药物包括百奥莫司（Biolimus）、依维莫司（Evemlimus）和佐他莫司（Zotamlimus），以及生物可降解材料作涂层，其生物相容性更好，支架梁更薄，因而 DES 处管壁较早内皮化，降低了新生内膜过度增生、再狭窄率及晚期和极晚期支架内血栓形成的发生率。中国的 I-LOVE-IT 2 研究显示，新一代生物可降解涂层 DES 1 年内靶病变失败率不劣于永久涂层 DES，且前者服用 6 个月双联抗血小板治疗（dual antiplatelet therapy，DAPT）的效果和安全性不劣于12 个月。

（1）对以下情况推荐置入新一代 DES：NSTE-ACS 患者，STEMI 直接 PCI 患者，冠心病合并糖尿病患者，冠心病合并慢性肾病（chronic kidney disease，CKD）患者。

（2）对以下冠状动脉病变推荐置入新一代 DES：开口处病变、静脉桥血管病变及支架内再狭窄病变。对左主干合并分叉病变和慢性闭塞病变，优先考虑应用新一代 DES，以降低再狭窄率。

（3）对 3 个月内计划接受择期非心脏外科手术的患者行 PCI 时，可考虑经皮冠状动脉腔内血管成形术（ercutaneous transluminal coronary angioplasty，PTCA）或置入裸金属支架（bare-metal stent，BMS）；对高出血风险、不能耐受 12 个月双联抗血小板治疗（DAPT），或因 12 个月内可能接受侵入性或外科手术必须中断 DAPT 的患者，建议置入 BMS 或行 PTCA。

4. 药物洗脱球囊

药物洗脱球囊通过扩张时球囊表面的药物与血管壁短暂接触，将抗再狭窄的药物释放于病变局部，从而达到治疗的目的。推荐用药物洗脱球囊治疗 BMS 或 DES 支架内再狭窄病变。虽然目前药物洗脱球囊还有很多问题需进一步研究明确，如远期疗效，是否联合应用切割球囊，以及哪种药物效果更好，但对 BMS 和 DES 相关的再狭窄病变、多层支架病变、大的分支病变及不能耐受 DAPT 的患者，药物洗脱球囊可考虑作为优先选择的治疗方案。也有研究显示，药物洗脱球囊治疗小血管病变有一定的疗效，但不优于新一代 DES。

5. 血栓抽吸装置

对 STEMI 患者，基于 INFUSE-AMI、TASTE 和 TOTAL 试验结果，不推荐直接 PCI 前进行常规冠状动脉内手动血栓抽吸。在直接 PCI 时，对经过选择的患者（如血栓负荷较重、支架内血栓），可用手动或机械血栓抽吸，或将其作为应急使用。血栓抽吸时应注意技术方法的规范化，以发挥其对血栓性病变的治疗作用。

6. 冠状动脉斑块旋磨术

对无法充分扩张的纤维性或严重钙化病变，置入支架前采用旋磨术是合理的，可提高钙化病变 PCI 成功率，但不降低再狭窄率。不推荐对所有病变（包括首次行 PCI 的病变或支架内再狭窄）常规使用旋磨术。完全生物可降解支架置入前需要在血管病变处行充分预扩张，当球囊导管预扩张效果不理想时，可考虑应用旋磨术。

7. 主动脉内球囊反搏（intra-aortic balloon pump, IABP）及左心室辅助装置

对 STEMI 合并心源性休克患者，不推荐常规应用 IABP，但对药物治疗后血流动力学仍不能迅速稳定者，可用 IABP 支持。ACS 合并机械性并发症患者，发生血流动力学不稳定或心源性休克时可置入 IABP。在严重无复流患者中，IABP 有助于稳定血流动力学。

（五）术前准备

1. 术前心理教育　由医生、护士共同完成，尤其是

对首次接受介入治疗并拟将冠状动脉造影与介入治疗同台完成的患者，向其说明介入治疗的必要性、简单过程、手术前后配合注意事项（如台上屏气、术后床上排便等），以及手术成功后将为其带来的益处，使患者保持镇静、增强信心。

2. 术前医嘱　常规药物：阿司匹林、波立维或替格瑞洛等；补充血容量；检测血常规、肝肾功能、电解质、心肌酶、尿常规、术前免疫六项；18 导联心电图；心脏超声、X 线胸片；高危患者查血型和配血，必要时通知外科备台；双层腹股沟备皮；检查双侧股动脉及足背动脉搏动，如拟行桡动脉途径介入治疗，应行 Allen 试验（同时按压桡、尺动脉，嘱患者连续伸屈五指至掌面苍白时松开尺侧，如 10 秒内掌面颜色恢复，说明尺动脉功能好，可行桡动脉途径介入治疗）；不需禁食水，仅嘱其适当限制摄食量，饮水量如常。

3. 家属签字　严格履行签字手续，签字单上注明介入治疗的各种风险和并发症，对高危患者要反复交代，要求患者授权的直系亲属签字同意；需要接受特殊介入治疗方法（如 IVUS、旋磨术、FFR、IABP 等）的患者，向家属说明原因、费用、并发症等；需要分次完成者向其说明原因及间隔时间；交代再狭窄的可能性、处理方法、高危患者行紧急 CABG 的可能性。

4. 术前讨论　由上级医师召集各级分管医生及导管室人员，认真讨论是否符合适应证、手术时机是否合适、有无禁忌证、预计手术并发症出现的概率、识别高危患者并给予特殊重视、检查各项术前医嘱及签字是否完成、根据不同病情安排合适的手术人员、提前完成器械准备。

（六）术中注意事项

密切监测心电图、压力变化；随时观察患者症状；介入治疗前充分体内肝素化；导管及导丝等器械需肝素盐水冲洗，导管进出体内随时排气，避免气泡进入体内，导管在体内进入时需要导丝引导，并在透视下完成，避免导丝及导管进入分支血管或血管外，器械进出遇到阻力避免暴力操作，必须明确出现阻力的原因（外周血管痉挛、导管打折、导丝缠绕、器械过多等）采取相应的应对措施；根据患者病情及病变特点，术中应用药物或辅助器械，维持生命体征平稳、冠状动脉灌注，确保操作过程的安全。

（七）术后处理

1. 术后用药

（1）双联抗血小板治疗：阿司匹林联合氯吡格雷或替格瑞洛双联抗血小板治疗，在 BMS 支架置入后至少 1 个月，DES 置入后对于稳定性冠心病患者至少 6 个月，在 ACS 患者需要 12 个月，对于高危而出血风险不高的患者，双联抗血小板治疗的应用时间还可以更长。对血栓负荷高、病变不稳定、术中无复流或慢血流而在术中应用的患者，术后可根据手术的复杂性，术后病变血管的 TIMI 血流及患者的出血风险等因素，决定停用或继续应用 24 ~ 48 小时。

（2）抗凝治疗：对于高危患者，如手术过程中需辅助而病变不稳定的情况，可酌情应用低分子肝素 1 ~ 3 天。

（3）水化治疗：对肾功能不全、合并糖尿病、心功能不全的患者，在术前及术后 12 小时应给予生理盐水水化。

2. 术后监测　症状、生命体征、心肌损伤标志物、血肌酐、心电图等。

三、主动脉腔内修复术

（一）胸主动脉腔内修复术

1. 适应证

Stanford A 型 AD 一经发现均应积极手术治疗。Stanford B 型 AD 手术治疗的方法主要有腔内修复术、开放性手术和 Hybrid 手术治疗等。其中胸主动脉腔内修复术（thoracic endovascular aortic repair，TEVAR）的主要目的是封闭原发破口，扩张真腔，改善远端脏器、肢体血供，促进假腔血栓化和主动脉重塑。TEVAR 适用于锚定区充足（＞ 1.5 cm）、非遗传性结缔组织疾病性 Stanford B 型 AD 患者。对于锚定区不足（包括左锁骨下动脉受累）的 Stanford B 型 AD 患者，专家委员会推荐采用直视支架象鼻手术（加左颈总动脉 - 左锁骨下动脉转流）、Hybrid 手术或附加技术（如烟囱技术）TEVAR 进行治疗，是否直接封闭左锁骨下动脉尚有争议。对于遗传性结缔组织疾病（如 Marfan 综合征）导致的 Stanford B 型 AD 患者一般不推荐 TEVAR 治疗。因覆膜支架的置入不能阻止该类患者主动脉进一步扩张瘤变。但如果该类患者不适宜进行开放性手术或者出现紧急病情，如主动脉破裂或濒临破裂，需紧急抢救的情况下，可选择 TEVAR 作为以后开放性手术治疗的过渡。

2. 禁忌证

AD 禁忌证为患者严重器官功能障碍无法承受手术。

3. TEVAR 腔内介入流程规范

Seldinger 法穿刺置入 5F 猪尾标记导管 DSA 造影，根据造影进一步明确。

（1）夹层裂口的位置和数量；

（2）裂口近端动脉直径；

（3）夹层裂口的长度；

（4）预定支架远端锚定部位的动脉直径；

（5）主动脉弓上分支动脉通畅情况；

（6）观察了解主动脉真、假腔情况，夹层裂口及其与重要血管分支位置关系，决定覆膜支架的规格和类型，并给予全身肝素化（1 mg/kg）。

确认位于真腔内后，更换超硬导丝，导入覆膜支架输送系统，确认支架起始部与定位标记吻合后，控制性降压使收缩压降至 90 ～ 100 mmHg，缓慢后退支架外鞘管，释放出第一节支架后，快速退出外鞘管，使其支架自然张开固定于主动脉壁，必要时行球囊扩张。再次 DSA 造影，了解支架位置、形态，观察有无内漏及主动脉弓上分支通畅情况。如有支架近端或远端内漏，可再置入一枚支架与原支架叠加，以封闭漏口。退出覆膜支架输送系统，预置缝合器缝合或缝合股动脉切口及缝合腹股沟切口。

4. 并发症

（1）内漏：指移植物外持续存在血流，是支架植入术后最常见的并发症，内漏分为 5 型：

Ⅰ型内漏：贴合不良；

Ⅱ型内漏：瘤腔内分支未闭；

Ⅲ型内漏：编织物破坏或组件连接处渗漏；

Ⅳ型内漏：编织物间的空隙渗漏；

Ⅴ型内漏：瘤腔内压力升高、囊腔扩大，但无明显造影剂渗漏。

国内 TEVAR 术后内漏发生率 9.7%，以 Ⅰ 型内漏多见。锚定区过短、覆膜支架头端与主动脉内壁贴合不严导致血液从两者的间隙进入原发破口是形成内漏的主要原因。术中发现中、大量的Ⅰ型内漏应积极处理。可行球囊扩张或置入另一短覆膜支架消除；少量的内漏术后可自行吸收，术中无需即刻处理，但需密切随访。近端有足够的锚定区是避免术后内漏的关键。

（2）逆行性升主动脉夹层：TEVAR术后主动脉夹层逆行撕裂至升主动脉，即发生逆行性升主动脉夹层（retrograde ascending aortic dissection，rAAD），可能会导致升主动脉破裂，引起急性心包填塞，从而导致患者死亡。虽相对少见，却是最严重的术后并发症。rAAD重在预防。首先，应该严格筛选患者，避免对马方综合征等结缔组织疾病患者实施TEVAR术；其次，应选择近端无裸支架的移植物用于成角较急的主动脉弓，而且支架的直径不应过大，10%～15%的支架尺寸放大率是合适的；再次，注意术中操作，支架近端最好锚定于未受累及的动脉壁，如必须锚定于受累动脉壁，则要避免球囊后扩；最后，术后患者应密切随访观察。一旦发现rAAD，应积极处理，及时手术治疗，行升主动脉＋主动脉弓（或半弓）置换术。

（3）脑卒中：术中斑块或附壁血栓脱落和空气栓塞可造成脑血管栓塞，是导致围术期缺血性脑卒中的主要原因。

（4）移植物感染：主要表现为发热、白细胞增多和C反应蛋白升高等非特异症状。移植物感染重在预防，所有的支架植入术前都应考虑预防性应用抗生素。

（5）截瘫：是术后最严重的并发症，发生率在1%以下。术中、术后均需监测患者下肢活动，一旦出现运动障碍，尽快行脑脊液测压引流，维持脑脊液压力≤10 mmHg。其他治疗措施包括提高动脉压、适当抗凝、应用糖皮质激素等。

5. 随访术后 1、3、6、12 个月，以及之后每年进行影像学随访。

（二）腹主动脉瘤的主动脉腔内修复手术

1. 适应证

（1）当腹主动脉瘤瘤体直径 > 5 cm 时需行主动脉腔内修复手术（endov-ascular Aneurysm Repair，EVAR）治疗。由于女性腹主动脉直径偏细，如果瘤体直径 > 4.5 cm 就应该考虑手术治疗。

（2）不论瘤体大小，如果腹主动脉瘤瘤体直径增长速度过快（每半年增长 > 5 mm）也需要考虑尽早行手术治疗。

（3）不论瘤体大小，如出现因瘤体引起的疼痛，应当及时手术治疗。

2. 禁忌证

（1）没有满意的近端和远端健康主动脉作为支架的锚定区。

（2）瘤颈严重扭曲，或瘤颈存在严重钙化 / 血栓。

（3）没有合理的动脉入路，多见于双侧髂股动脉存在严重闭塞性病变，且无法使用简单的腔内手段解决。

（4）造影剂过敏或有严重的肾病，无法使用造影剂者。

（5）肠系膜上动脉已闭塞，需要肠系膜下动脉维持血供。

3. 操作规范

Seldinger 法穿刺置入 5F 猪尾标记导管 DSA 造影，预置缝合器。猪尾导管至病灶上方，在 DSA 下造影显影病变段，观察瘤体大小、瘤颈长度、侧支血供等情况等，并确定双侧肾动脉与腰椎解剖关系定位，将定制覆膜支架准确导入至肾动脉开口下缘释放主体。同时，分叉型支架自对侧股动脉插入导丝，在 DSA 透视下，另一侧植入支架主体分体。再次造影明确瘤体封闭情况有无内漏、双侧髂内动脉血供。确认无误后缝合器缝合伤口，局部加压包扎。术后处理及术后 48 小时，控制收缩压在 90 ~ 130 mmHg。

4. 并发症

（1）内漏，指移植物外持续存在血流，是支架植入术后最常见的并发症，内漏分为 5 型：

Ⅰ型内漏：血流从覆膜支架近端锚定区（Ⅰa 型）或远端锚定区（Ⅰb 型）进入覆膜支架与瘤腔内间隙时被定义为Ⅰ型内漏；

Ⅱ型内漏：是 EVAR 术后最常见的内漏类型。其定义为血液经与瘤腔相通的侧支动脉反流进入瘤腔，常见反流动脉包括肠系膜下动脉及腰动脉等；

Ⅲ型内漏：编织物破坏或组件连接处渗漏；

Ⅳ型内漏：编织物间的空隙渗漏；

Ⅴ型内漏：瘤腔内压力升高、囊腔扩大，但无明显造影剂渗漏。

（2）支架移位：被定义为覆膜支架整体或部分相对于解剖标记移动 10 mm 以上，或移位引起症状需要进行干预。

（3）髂支闭塞：多需要二期介入干预。

（4）移植物感染：主要表现为发热、白细胞增多和 C 反应蛋白升高等非特异症状。移植物感染重在预防，所有的支架植入术前都应考虑预防性应用抗生素。

（5）入路相关并发症：动脉损伤是常见的入路相关并发症，其发生率为 3% ~ 12.9%。在 EVAR 术中暴露股动脉、输送支架和缝合切口时，可能由于各种原因导致髂动脉或股动脉损伤、动脉夹层、股动脉假性动脉瘤、切口血肿、感染及淋巴瘘等并发症。对于髂动脉明显狭窄、扭曲或钙化严重的患者，除在术前应仔细评估入路、选择合适大小的支架外，在输送时应避免球囊过度扩张、反复导入及盲送支架。当造影剂成片状向髂、股动脉周围弥散，则提示髂、股动脉破裂损伤，一旦发现，应及时处理。可采用动脉内膜成形或重建等方式处理。

5. 随访　AAA 直径 3.0 ~ 4.0 cm 每 2 ~ 3 年行超声检查；直径 4.0 ~ 5.4 cm 每 6 ~ 12 个月行超声或 CT 检查；直径 > 5.0 cm 或扩张率大于预期应考虑手术治疗；当 > 5.4 cm 择期手术治疗。术后 1、3、6、12 个月，以及之后每年进行影像学随访。

四、肾动脉狭窄的介入治疗

肾动脉血运重建的目的是通过解除肾动脉狭窄，恢复肾的血流量。主要目标是改善高血压、保护肾功能或治疗严重肾动脉狭窄的病理生理效应，包括充血性心力衰竭、反复发作的急性肺水肿及心绞痛等；次要目的是减少降压药物的使用，保障慢性心力衰竭或心肌病患者可更安全使用 ACEI 类药物等。

（一）适应证

血管直径狭窄≥70%，跨狭窄收缩压差 > 20 mmHg 时有血运重建指征。除此之外还需评估肾动脉狭窄与临床症状之间是否存在因果关系，即伴有以下 1 项以上的临床情况，才考虑行介入治疗：

（1）高血压 3 级；

（2）突发或进行性的肾功能恶化，无法用其他原因解释；

（3）短期内患侧肾出现萎缩；

（4）使用降压药，尤其是应用 ACEI 或 ARB 类药物后肾功能出现恶化；

（5）伴有不稳定心绞痛；

（6）反复发作的急性肺水肿与左心室收缩功能不匹配。

（二）禁忌证

以下情况如果具备 1 项或以上，提示肾功能严重受损，往往不可逆，肾动脉血管重建难以改善患肾功能，应视为相对禁忌证：

（1）患侧肾已明显萎缩，长径 < 7.0 cm 和（或）肾内段动脉阻力指数 > 0.8；

（2）尿液分析发现大量蛋白（≥2+）；

（3）血肌酐≥3.0 mg/dl；

（4）患肾 GFR≤10 ml/（min·1.73 m^2）；

（5）患者已有明确的造影剂过敏史；

（6）伴随严重疾病，预期寿命有限或无法耐受经皮介入治疗；

（7）病变肾动脉的解剖结构不适合经皮介入治疗；

（8）病变肾动脉的解剖结构虽然适合经皮介入治疗，但支架置入后可能会严重影响其他重要的后续治疗者。

（9）超声、CTA 或 MRA 显示肾实质有大片无灌注区。

（三）术前准备

（1）肾动脉 CTA 或彩超检查，最好有肾动脉 DSA 造影结果。

（2）血肌酐、重度狭窄者查放射性核素肾图和 24 小时尿蛋白定量。

（3）术前水化。

（4）一般术前用药：阿司匹林 100 ~ 300 mg；氯吡格雷 75 mg 口服，1 次 / 日，术前至少连用 3 天。

（5）常规术前检查血常规、心电图、凝血时间、红细胞沉降率和免疫指标等。

（四）术后处理

（1）术后常规抗凝治疗，普通肝素 24 小时，维持 APTT 70 ~ 90 秒，24 小时后依据情况可给予低分子肝素钙或低分子肝素钠，2 次 / 日，连用 3 天。

（2）术后给予止吐处理。

（3）术后监测血压、尿量及血肌酐。对于肾功能不全者，术前 1 天即开始水化，术前停用肾毒性药物，术后鼓励患者多饮水或适量输液。

（4）观察穿刺部位情况，一般 24 小时拆除绷带。

（5）口服肠溶阿司匹林 100 mg，1 次 / 日；氯吡格雷 75 mg，1 次 / 日，连用 1 年。1 年后根据情况可停用氯吡格雷，长期服用阿司匹林。

（五）方法的选择

经皮肾动脉球囊扩张成形术（percutaneous transluminal renal angioplasty，PTRA）和支架置入术（percutaneous renal artery stent implantation，PTRAS）是目前最常用的肾动脉血运重建方法。

（1）粥样硬化性 RAS 要获得满意的血运重建和减少再狭窄率应常规使用支架置入，但对于不适舍支架置入的病变仍可采用 PTRA 治疗。

（2）肾动脉开口部病变，PTRA 效果不理想，多主张直接行血管内支架置入。

（3）对于病变部位粥样硬化斑块负荷大，而且肾动脉解剖条件适合的肾功能不全高危患者，采用远端栓塞防护装置（distal protectionde-vices，DPD）可能有助于防止远端栓塞。

五、下肢动脉硬化闭塞症的介入治疗

（一）适应证

1. 当间歇性跛行影响生活质量，运动或药物治疗效果不佳，而临床特点提示采用腔内治疗可以改善患者症状并且具有良好的风险获益比时。

2. 严重肢体缺血患者合并严重的心肌缺血、心肌病、充血性心力衰竭、严重肺部疾病或肾衰竭时，手术治疗的风险增高，应尽可能首选腔内治疗。但是对于肢体已严重坏死、顽固的缺血性静息痛、合并感染或败血症，并且因合并症导致预期生存时间较短的严重肢体缺血患者，应考虑首选截肢。

注意：该类患者往往合并冠状动脉病变，需要完善超声心动图、B 型尿钠肽等评估心功能情况，必要时给予改善心功能治疗。

（二）禁忌证

全身情况差，无法耐受介入手术。

（三）术式

经皮球囊扩张成形术、支架植入、斑块切除术、切割球囊、药物球囊等。

（四）术前准备

1. 完善术前检查

（1）血液学：血常规（含血型）、尿常规、便常规、凝血全项、红细胞沉降率、乙型肝炎五项、输血三项、甲状腺功能五项、生化全项、糖化血红蛋白、尿微量白蛋白、胰岛素和 C 肽、血气分析、自身抗体、B 型利钠肽。

（2）检查项目：心电图、肢体动脉检查、颈椎锁骨下动脉超声、双下肢动脉超声、双下肢静脉超声、腹主双肾动脉超声、超声心动图、动态血压、动态心电图、胸片、下肢动脉 CTA。

（3）依据病情评估肾功能，必要时完善肾核素扫描。

（4）停服二甲双胍。

（5）术前三天应用抗血小板药物如阿司匹林肠溶片、硫酸氢氯吡格雷，如怀疑动脉血栓形成或栓塞，可抗凝治疗；可静脉输注前列地尔等改善外周微循环药物。

2. 术前医嘱注意事项

（1）是否导尿：患者年龄、前列腺问题、能否床上自主排尿及手术时间。

（2）是否水化：根据患者肾功能情况，必要时术前 6 ~ 12 小时水化处理。

（3）注意患者术中用药：泵入降压药、改善冠状动脉供血药物等，依病情而定。

（五）术中

1. 患者仰卧位，常规双侧腹股沟区皮肤消毒，铺无菌洞巾，选择股动脉逆行穿刺，植入短鞘管，经鞘管、超滑导丝引导下，将猪尾导管置于腹主动脉下段，行双侧髂动脉造影；后在导丝引导下，将猪尾导管置于股总动脉处，选择性下肢动脉造影，评估血管病变情况。可根据病情需要、下肢 CTA 结果，选择股动脉顺行穿刺，直接行患肢的下肢动脉造影。

2. 利用交换导丝将短鞘更换为长鞘，置于患肢，分别利用导丝、导管、路径图等，通过下肢动脉闭塞病变，对闭塞病变行球囊扩张，或者血栓旋切、血栓抽吸、支架植入等操作。如果病变血管顺行无法开通，可以尝试远端动脉逆行开通治疗。治疗结束后，复查造影，评估治疗效果。

3. 拔除股动脉穿刺点鞘管，止血器／封堵器／血管缝合器对穿刺点进行处理，弹力绷带加压包扎。

（六）术后管理及药物治疗

1. 监测活化部分凝血活酶时间（APTT），术后 24 小时以普通肝素静脉持续泵入，维持 APTT 在 70～90 秒，并依据患者年龄、出血风险调整 APTT，必要时下调（APTT 50～70 秒）。

2. 监测生命体征，注意有无迷走反射，监测患者局部穿刺点情况、足背动脉搏动情况，注意有无肢体缺血再灌注损伤、骨筋膜室综合征可能。

3. 监测肾功能，术后给予水化处理，但同时需要监测心功能情况，必要时血液透析治疗。

4. 老年患者应用抑酸药物（如盐酸雷尼替丁），预防消化道出血。

5. 术后常规双抗（阿司匹林＋硫酸氢氯吡格雷）或单抗＋华法林，依据病情而定，如选后者需加用低分子肝素，直至国际标准化比值（INR）达标。

6. 术后 6 个月、12 个月复查下肢 CTA。

六、下腔静脉滤器置入术和取出术

下腔静脉滤器可以预防和减少 PE 的发生，由于滤器长期植入可导致下腔静脉阻塞和较高的深静脉血栓复发率等并发症，为减少这些远期并发症，建议首选可回收或临时滤器，待发生 PE 的风险过后取出滤器。对单纯抗凝治疗的 DVT 患者，不推荐常规应用下腔静脉滤器，对于抗凝治疗有禁忌或有并发症，或在充分抗凝治疗的情况下仍发生 PE 者，建议植入下腔静脉滤器[102]。下腔静脉滤器置入和取出前应详细阅读产品说明书，因不同生产厂家和不同产品操作方法有所不同。

（一）下腔静脉滤器置入术的适应证

1. 绝对适应证[103]

（1）已经发生 PE 或下腔静脉及髂、股、腘静脉血栓形成的患者有下述情况之一者：

① 存在抗凝治疗禁忌证者；

② 抗凝治疗过程中发生出血等并发症；

③ 充分的抗凝治疗后仍复发 PE 和各种原因不能达到充分抗凝者。

（2）PE 同时存在下肢深静脉血栓形成者。

（3）髂、股静脉或下腔静脉内有游离漂浮血栓或大量血栓。

（4）诊断为易栓症且反复发生 PE 者。

（5）急性下肢深静脉血栓形成，欲行经导管溶栓和血栓清除者。

2. 相对适应证[104]

主要为预防性滤器置入，选择须谨慎。

（1）严重创伤，伴有或可能发生下肢深静脉血栓形成，包括：

① 闭合性颅脑损伤；

② 脊髓损伤；

③ 下肢多发性长骨骨折或骨盆骨折等。

（2）临界性心肺功能储备伴有下肢深静脉血栓形成。

（3）慢性肺动脉高压伴高凝血状态。

（4）高危险因素患者，如肢体长期制动、重症监护患者。

（5）老龄、长期卧床伴高凝血状态。

（二）下腔静脉滤器置入术禁忌证

1. 绝对禁忌证

慢性下腔静脉血栓，下腔静脉重度狭窄者。

2. 相对禁忌证

（1）严重的大面积 PE，病情凶险，已生命垂危者；

（2）伴有菌血症或毒血症；

（3）未成年人；

（4）下腔静脉直径超过或等于所备用滤器的最大直径。

（三）下腔静脉滤器取出术适应证

1. 临时性滤器或可回收滤器。

2. 滤器置入时间未超过说明书所规定的期限。

3. 造影证实腘、股、髂静脉和下腔静脉内无游离漂浮的血栓和新鲜血栓或经治疗后上述血管内血栓消失。

4. 预防性置入滤器后，经过其他治疗已不需要滤器保护的患者。

（四）下腔静脉滤器取出术禁忌证

1. 永久性滤器置入后。

2. 可回收滤器置入时间已超过说明书所规定的期限。

3. 造影证实腘、股、髂静脉和下腔静脉内仍有游离漂浮的血栓或较多新鲜血栓。

4. 已有 PE 或 PE 高危患者（如易栓症）。

操作步骤：下腔静脉滤器置入和取出前应详细阅读产品说明书，因不同生产厂家和不同产品操作方法有所不同。

（五）目前常用的下腔静脉滤器[105]

1. 临时性滤器　Tempofilter Ⅱ，通常经右侧颈内静脉置入，滤器与留置管相连，留置管的上端与埋在皮下的橄榄状锚索相连。设计置入时间为 6 周。适用于下腔静脉的直径 18 ～ 28 mm，滤器取出非常简单而不需要额外的花费[106]。

2. 永久性滤器

（1）Trap Ease Filter：可经两侧股静脉、颈内静脉或肘静脉置入。

（2）VenaTech Filter：可经两侧股静脉置入，也可经右侧颈内静脉或双侧锁骨下静脉置入。此款腔静脉滤器不适于腔静脉口径大于 35 mm 的患者（具有滤器移位风险）。

3. 可回收滤器　本类滤器置入后可在规定的时间内取出，也可不取出使其成永久性滤器。

（1）Celect Filter：可经两侧股静脉或颈内静脉置入，不再需要时可经颈内静脉由专用回收器取出。因其独特的支撑设计靠支脚固定，从而避免了大面积内膜增生包埋滤器。

（2）OptEase Filter：置入后 12 天内可经一侧股静脉由鹅颈或其他圈套器结合导引导管取出。

（3）Denali Filter：本滤器可经两侧股静脉置入，和 Celect 滤器同为锥形点支撑设计，无回收时间窗。

（六）下腔静脉滤器置入步骤

1. 选择入路　滤器一般经健侧股静脉置入，但在双侧髂股静脉均有血栓或下腔静脉内存在血栓时，可从一侧颈内静脉置入。

2. 下腔静脉造影　所有滤器置入前均须作下腔静脉造影，以了解下腔静脉形态，如下腔静脉管径、有无血管弯曲、腔内血栓、解剖变异（重复下腔静脉、左侧下腔静脉等）等。

3. 确定双肾静脉开口的位置 滤器一般放置于肾静脉开口下缘以下的下腔静脉内，但造影时肾静脉水平或其下方 4 cm 内下腔静脉内存在血栓时，滤器应置放在肾静脉水平之上。

4. 选择滤器 滤器的选择宜根据患者年龄、病程、下腔静脉形态及直径、血栓大小及游离程度而定。年轻患者和新鲜或较短的血栓推荐选用临时性或可回收滤器。

5. 置入操作 先置入滤器输送鞘，然后将滤器经输送鞘缓缓送入，X 线透视下反复核对肾静脉位置无误后，缓慢后撤输送鞘直至滤器弹开、释放。

6. 下腔静脉造影复查 置入滤器后，行血管造影复查，观察滤器形态、有无倾斜及倾斜角度、滤器顶点与肾静脉之间的距离。对置入的可取出滤器，须仔细观察分析滤器取出钩与下腔静脉壁的距离。

（七）下腔静脉滤器取出步骤

1. 确定滤器取出途径 可回收滤器须根据滤器取出钩的位置确定是经股静脉还是经颈内静脉取出。

2. 下腔静脉造影 临时性或可回收滤器在取出前均须行下肢静脉和下腔静脉超声或造影。评估滤器取出的风险。如下肢静脉和（或）下腔静脉内仍存在较多游离的血栓，对临时性滤器而言，可适当延长滤器置入的时间，也可考虑替换成可回收滤器或永久性滤器；对可回收滤器，则可考虑放弃取出，使之成为永久性滤器。

3. 取出滤器 对于临时性滤器，直接将与滤器相连的留置管拉出体外即可。对于可回收滤器，须经专用回收鞘、导引管、鹅颈圈套器或三叶形圈套器取出。

4. 检查滤器 观察滤器是否完整、有无折断；滤器内的血栓量及性质，必要时留取标本送病理检查。

5. 下腔静脉造影复查　取出滤器后行血管造影复查，观察下腔静脉管壁是否光滑、下腔静脉血流是否通畅、对比剂有无滞留，评估下腔静脉壁有无损伤。

（八）术前准备[107]

1. 患肢超声和（或）血管造影检查　了解深静脉血栓形成的范围、程度和性质。必要时作增强 CT 和 CTA 检查，以明确 PE 情况。

2. 凝血功能和肝、肾功能测定　包括凝血酶原时间（prothrombin time，PT）、国际标准化比值（INR）、纤维蛋白原（FIB）、活化部分凝血活酶时间（APTT）、凝血酶时间（thrombin time，TT）、D- 二聚体检测，肝、肾功能生化检测，血常规检查。

3. 签署知情同意书　向患者和家属介绍滤器置入术或取出术的指征、操作过程、并发症及其处理，签署手术知情同意书。

4. 准备好手术所需器材和药品　备好滤器和输送装置或滤器取出所需的介入器材。药品包括肝素注射液、对比剂、溶栓剂如尿激酶及各种急救药品。准备并调试好心电监护仪、氧气、吸引器以备用。

（九）注意事项[108]

1. 在选择滤器时，应尽量选择临时性或可回收滤器，以降低由于滤器长期置入引起下腔静脉阻塞的概率。

2. 可回收滤器取出前行超声或造影检查，如果发现下腔静脉内仍有较多的新鲜血栓，则应暂时放弃取出滤器的计划，以避免滤器取出术中发生致命性 PE。

3. 可回收滤器置入时间如超过规定的期限，一般不宜取出，以避免取出困难、撕脱覆盖滤器的新生内皮而导致下腔静脉内膜损伤。

4. 可回收滤器的取出钩如嵌顿在下腔静脉内膜内，取出滤器非常困难。术前造影评估尤显重要，必要时可做多角度下腔静脉造影。

5. 任何情况下均不应强行拽出滤器，以避免下腔静脉管壁撕裂伤而导致大出血。

（十）术后处理[102]

1. 下腔静脉滤器置入后宜进行抗凝、溶栓、机械性血栓清除等综合性治疗。这一方面可缩短病程、提高治疗成功率，另一方面也可防止或减少下腔静脉阻塞的发生。

2. 对已经发生 PE 的患者，在置入滤器后，应对 PE 进行积极治疗，以期开通肺动脉，缓解患者症状，防止肺动脉高压和肺源性心脏病的发生。

3. 对永久性滤器置入（含可取出滤器未取出）者，如无抗凝禁忌，推荐长期口服抗凝剂如华法林钠片或利伐沙班，华法林需定期复查凝血功能并调整用量，使 INR 值维持在 2.0 ~ 3.0 之间。

4. 应分别在滤器置入后 1、3、6 个月时各随访 1 次，拍摄腹部 X 线平片，并在滤器置入 6 个月时做顺流性下腔静脉造影和（或）超声检查，之后每年随访 1 次。随访主要观察内容为滤器形态、位置及下腔静脉血流状况。

（十一）并发症及其防治

1. 下腔静脉阻塞[109]

常发生在大量血栓脱落陷入滤器时，也可能为滤器引发的下腔静脉血栓形成、下腔静脉血流回流受阻，临床表现为下腔静脉阻塞综合征。对于高凝状态的患者，滤器置入后需加强抗凝。对有症状的下腔静脉阻塞的处理方法同下肢深静脉血栓形成的介入治疗。

2. PE 再发 [110]

PE 再发可以发生在滤器置入后的任何时间，大多数情况是由于患者高凝状态持续存在、滤器顶部的血栓脱落、滤器变形或倾斜导致滤过效果下降所致。坚持抗凝可能会避免或减少 PE 再发的概率。PE 再发的处理方法同 PE 的治疗。

3. 滤器移位 [111]

滤器向下移位时，大多无临床意义。移位至髂静脉或误放于髂静脉的滤器偶尔可引起髂静脉阻塞。滤器移位至右心时，可引起严重心律失常。熟悉各种滤器的性能、适用腔静脉最大径，有助于减少滤器移位的发生。发现可引起临床症状的滤器移位时，可采用介入方法将滤器取出或重新调整位置，如无效，则需经外科手术取出。

4. 滤器折断 [112]

滤器折断较少见。若滤器折断后不会引起构件脱落与游走，并且滤器位置稳定、不会出现刺破血管等其他并发症时，可在规范抗凝前提下严密定期观察；否则，应设法经介入或外科手术将滤器取出。

5. 滤器支脚穿透血管壁 [113]

这种情况常因腹主动脉搏动所致。慢性下腔静脉壁穿孔一般不会引起大出血，常无需处理；伴腹膜后出血时，可视出血程度分别予以保守或外科手术治疗；如引起腹主动脉穿孔、肠壁损伤时，通常需外科手术治疗。

七、下肢静脉曲张的射频消融治疗

主要是应用大隐静脉射频装置 Closure Fast，利用射频发生器在治疗导管前端的加热元件产生高温，使需要治疗的静脉的血管内皮破坏、胶原纤维收缩和纤维化，最终达到封闭静脉的治疗目的。

（一）适应证

1. 大/小隐静脉主干治疗，有症状的曲张静脉，伴有中重度慢性下肢静脉功能不全的临床表现。

2. 下肢浅静脉系统穿通支处理。

（二）禁忌证

1. 绝对禁忌证

（1）同时合并深静脉血栓形成；

（2）大隐静脉主干内急性血栓形成；

（3）未纠正的凝血功能障碍；

（4）严重肝功能异常；

（5）妊娠、哺乳期；

（6）全身情况不能耐受手术。

2. 相对禁忌证

（1）静脉直径 < 2 mm 或 > 15 mm；

（2）有血栓性浅静脉炎病史进而导致大隐静脉部分梗阻；

（3）超声显示罕见的大隐静脉扭曲；

（4）静脉紧贴皮下或隐股交界处瘤样扩张。

（三）术前准备

完善术前实验室检查。完善下肢深、浅静脉超声检查，建议患者于坐位或立位时完成反流情况的评估，了解深静脉通畅情况、浅静脉和交通静脉的分布、走行，测量血管内径和管壁厚度。推荐术前在彩色多普勒超声检测下标记大隐静脉主干、小腿部的曲张静脉和交通支。

（四）手术步骤

1. 体位 处理大隐静脉时，取平卧位，屈膝外展；

处理小隐静脉时，采取俯卧位。

2. 穿刺部位的选择和穿刺技术　患者采取头高脚低位，通过超声选择大隐静脉主干相对平直，分支比较少的区域进行穿刺。大隐静脉穿刺点通常在膝关节下方、小腿中上 1/3；小隐静脉穿刺点通常在 2 条小隐静脉属支汇合处上方（俯卧位）。使用 1% 利多卡因局部浸润麻醉，B 超引导下穿刺，置入微穿针，进入导丝，撤出微穿针，尖刀扩大穿刺点，置入 7F 鞘，导入射频导管，超声确认进入大隐静脉主干，射频导管尖端与股隐静脉交界处距离约 2 cm。如果大隐静脉迂曲，导致射频导管上行困难，可以利用直径为 0.025 in（英寸）或 0.018 in（1 in ≈ 2.54 cm）的细导丝引导。

3. 注射肿胀麻醉药（表 6-1）　射频导管到位后，患者取头低脚高位或平卧，在导管上方皮肤表面每间隔约 10 cm 标记，1% 利多卡因局部麻醉，根据标记进入装有肿胀液的长局麻针，在超声引导下沿大隐静脉走行注射肿胀液。必须在大隐静脉走行的深浅筋膜之间注射肿胀液，建议每 1 cm 需要治疗的静脉给予总量 10 ml 的肿胀液，使大隐静脉管腔压扁。超声下确认治疗段大隐静脉主干与皮肤的距离 ≥1 cm。

表 6-1　推荐肿胀液配比

组别	双下肢手术	单侧下肢手术
常规配比	0.05% 利多卡因	0.01% 利多卡因
500 ml 溶液配制	0.9%NaCl 470 ml＋1% 利多卡因 25 ml＋0.1% 肾上腺素 0.5 ml＋8.4%NaHCO$_3$ 溶液 5 ml	0.9%NaCl 445 ml＋1% 利多卡因 50 ml＋0.1% 肾上腺素 0.5 ml＋8.4%NaHCO$_3$ 溶液 5 ml

4. 启动射频消融处理大隐静脉　患者保持注射肿胀液时的体位，B超确定导管头端的位置，启动能量发生器，开始射频闭合治疗，分段闭合大隐静脉，此时导管的温度应从25℃开始上升，如若患者感觉疼痛，应用1%利多卡因加深隐股静脉汇合处深筋膜和肌肉交界处的麻醉。在大隐静脉近端邻近隐股瓣膜处进行2次射频治疗，持续20秒，向静脉远端移动导管，每段治疗1次。如若大隐静脉主干局部有瘤样扩张，追加1次治疗。近端闭合时建议超声探头压迫，使导管与血管壁充分接触，在最末端闭合大隐静脉前，需要将鞘撤出。在射频治疗完毕后，行超声检查以明确大隐静脉闭合情况，随后给予弹力绷带加压包扎。

5. 小隐静脉处理　参照大隐静脉处理方法。

6. 小腿穿通支静脉　B超定位穿通支静脉，1%利多卡因局部麻醉，尖刀穿刺，长局麻针在B超引导下试穿，将RFS穿刺置入穿通支静脉，其头端与深静脉的距离为2 cm。在穿通支静脉周围注射肿胀麻醉液，温度降至25℃时从4个方向行能量治疗，建议治疗时间为4分钟，温度为85℃。

（五）术后处理

局麻下行手术者，术后即可下地活动；静脉麻醉和硬膜外麻醉者，于完全清醒后下地活动。建议术后应用弹力袜或弹力绷带48小时，术后48小时后应用弹力袜时间≥14天。术后3天复查超声，术后1、3、6个月后随访。

（六）并发症

1. 下肢深静脉血栓　保证术中定位准确，确认射频导管末端与隐股交界处的距离为2 cm；术后尽早下地活动，高危患者可预防性应用低分子肝素。

2. 皮肤灼伤　射频导管过于接近皮肤可能是导致皮肤灼伤的原因。预防为主，通过保证定位的情况下注射足够的肿胀液，确保射频导管与皮肤的距离≥1 cm，皮下软组织薄弱区减少射频治疗时间等方式预防。

3. 皮下淤血与血肿　主要与导丝导管刺破血管或剥脱小腿曲张静脉时结扎不紧有关。在操作过程中，置入导丝导管需动作轻柔，不能强行置入，有阻力时需变换方位和角度；如若有突破感时，则说明刺破血管壁，应退出导管后，进行压迫。术中需重复确认结扎血管。

4. 静脉炎　与射频对血管壁的刺激、浅静脉内血栓形成有关。在治疗前应尽量驱除大隐静脉内的血液，治疗后及时给予压迫。

第三节　外科治疗的适应证和方式

一、颈动脉内膜剥脱术

颈动脉内膜剥脱术（carotid endarterectomy，CEA）是预防卒中的有效方法，同时也是治疗颈动脉狭窄的最经典术式。

（一）适应证

1. 绝对适应证

有症状性颈动脉狭窄，且无创检查颈动脉狭窄度≥70%或血管造影发现狭窄超过 50%。

2. 相对适应证

（1）无症状性颈动脉狭窄，且无创检查狭窄度≥70%或血管造影发现狭窄≥60%。

（2）无症状性颈动脉狭窄，且无创检查狭窄度 < 70%，

但血管造影或其他检查提示狭窄病变处于不稳定状态。

（3）有症状性颈动脉狭窄，无创检查颈动脉狭窄度处于 50% ~ 69%。同时要求该治疗中心有症状患者预期围术期卒中发生率和病死率 < 6%，无症状患者预期围术期卒中发生率和病死率 < 3%，及患者预期寿命 > 5 年。

（4）对于高龄患者（70 岁或以上），与 CAS 相比，采用 CEA 可能有较好的预后，尤其当动脉解剖不利于开展血管腔内治疗时。对于较年轻患者，在围术期并发症风险（如卒中、心肌梗死或死亡）和同侧发生卒中的长期风险上，CAS 与 CEA 是相当的。

（5）有手术指征的患者术前的相关检查综合评估为不稳定斑块的患者倾向于行 CEA 手术，稳定性斑块者则 CAS 与 CEA 均可选择。

（6）对于慢性完全性闭塞患者：该类患者的卒中发生率可能并不高，因此建议在下述情况下尝试闭塞再通治疗：症状性患者；脑灌注影像证实闭塞侧大脑半球呈现血流动力学障碍；仅在有经验的中心或医生实施。

（二）禁忌证

1. 12 个月内颅内自发出血。

2. 30 天内曾发生大面积脑卒中或心肌梗死。

3. 3 个月内有进展性脑卒中。

4. 伴有较大的颅内动脉瘤，不能提前处理或同时处理者。

5. 慢性完全闭塞无明显脑缺血症状者。

6. 凝血功能障碍，对肝素以及抗血小板类药物有禁忌证者。

7. 无法耐受麻醉者。

8. 重要脏器如心、肺、肝和肾等严重功能不全者。

9. 严重痴呆。

（三）手术时机选择

1. 急性缺血性脑卒中在发病 6 周后手术较为安全，对于近期出现症状发作，影像学检查提示为不稳定斑块时应尽量争取尽早手术，可以建议于 2 周内手术。

2. 对于 TIA 或轻微卒中患者，如果没有早期血管重建术的禁忌证，可以在事件出现 2 周内进行干预。

3. 如为双侧病变，根据临床情况两侧手术间隔可以在 2 ～ 4 周，有症状侧和（或）狭窄严重侧优先手术。

（四）围术期药物治疗

术前单一抗血小板治疗阿司匹林（100 mg/d）或氯吡格雷（75 mg/d），降低血栓形成机会，不推荐大剂量应用抗血小板药；术中在动脉阻断 5 分钟前给予肝素抗凝使活化凝血时间或活化部分凝血活酶时间延长 1.5 倍以上，术后至少使用单一抗血小板药物 4 周。

（五）手术方式的选择

1. 包括标准颈动脉内膜切除手术（sCEA）和外翻式内膜切除术（eCEA）2 种。sCEA 对颈动脉分叉的位置要求相对较低，有研究显示，后一术式配合补片血管成形术的神经损伤率和再狭窄率较前者低。eCEA 解剖分离的范围较前者要大，颈动脉转流管使用有一定困难，但是无需切开颈动脉窦，避免纵向切开缝合后引起的狭窄，过长的颈动脉可以同时剪切拉直，可以不用补片，缩短手术时间，但不适合颈动脉远端有钙化性狭窄和颈动脉分叉过高的患者。

2. 补片应用　适用于 CEA 术后再次狭窄行二次手术者，有研究表明，纵切式内膜切除术常规使用补片缝合，这样可以明显降低再狭窄率。

3. 转流管应用　由于放置转流管有可能增加脑缺血

或脑栓塞的风险，因此不常规推荐放置转流管。在下列情况建议放置转流管：对侧颈内动脉完全闭塞；颈动脉反流压 < 50 mmHg；术中不能耐受颈动脉阻断试验者；术中经颅 TCD 检查显示大脑中动脉血流减少者；通过术中脑电图或体感诱发脑电监测可能出现脑缺血者；颅内 Willis 环代偿不全者；既往有过大卒中，行 CEA 者。

二、冠状动脉旁路移植术

（一）适应证

1. 药物治疗不能缓解或频发的心绞痛患者。

2. 冠状动脉造影证实左主干病变或有严重 3 支病变的患者。

3. 冠状动脉造影证实前降支或回旋支近端狭窄大于 50% 者。

4. 冠状动脉造影证实严重右冠状动脉病变，狭窄程度在 75% 以上、心功能不全的患者。

5. 冠状动脉造影证实有 1 ~ 2 支病变，狭窄严重或在重要位置不能进行介入治疗的患者，即使心绞痛症状不明显，但如合并左心功能不全、射血分数 < 50% 的患者。

6. 冠状动脉造影证实介入性治疗失败或冠状动脉旁路移植术（coronary artery bypass grafting，CABG）术后再狭窄的患者。

7. 冠状动脉造影证实心肌梗死后心肌破裂、心包填塞、室间隔穿孔、乳头肌断裂引起二尖瓣严重关闭不全的患者，应急诊手术或在全身情况稳定后再手术。

8. 室壁瘤形成可行单纯切除或同时进行搭桥手术，陈旧性心肌梗死瘢痕引起室性心律失常的患者，在电生理检查后可考虑行心内膜切除术，由于陈旧心肌梗死范围大，引起心脏扩大、心功能不全，即使未形成明确室壁瘤，也可在 CABG 同时行左室成形术。

9. 陈旧性较大面积心肌梗死，但无心绞痛症状或左心功能不全、EF＜40% 的患者，应行心肌核素和超声心动图检查，通过心肌存活试验判断是否需要手术，如有较多的存活心肌，手术后心功能有望得到改善，也应手术。

10. 不稳定性或变异性心绞痛，冠状动脉 3 支病变明确，经积极内科治疗症状不能缓解，伴心电图缺血或心肌酶变化，提示心肌缺血未能改善或心内膜下心肌梗死的患者，应行急诊手术，心肌梗死 6 小时内亦应争取手术。

（二）移植血管的选择

1. 乳内动脉的广泛应用使 CABG 远期效果明显改善，左乳内动脉吻合前降支，1 年通畅率达 95.7%，10 年通畅率在 90% 以上，明显优于大隐静脉，已被全世界所公认。

2. 大隐静脉　是最常用和易于取材的血管，口径较大，长度一般均够用，大隐静脉由于内膜损伤、过分牵拉和其他原因易出现内膜增厚和血管硬化，1 年内可能发生静脉吻合口近端狭窄、血栓形成，10 年通畅率在 50% 左右，长期效果不如乳内动脉。

3. 桡动脉　在 20 世纪 70 年代由 Carpentier 首先用于临床，后来因为易痉挛等因素而被逐渐放弃，1989 年以来，有些医师认识到此种痉挛可用钙通道阻滞药等控制，且远期通畅率高，1 年通畅率为 90%，5 年通畅率为 84%，因此桡动脉又引起外科医师的重视，越来越多地被用来代替大隐静脉，当患者年龄不高（＜50 岁）时，常选用桡动脉行完全动脉化的 CABG，一般多用左侧桡动脉，并发症少，但有极少数患者术后感到拇指小范围麻木，可能与取动脉时损伤相应神经分支有关。

4. 胃网膜动脉及腹壁下动脉　由于其更易痉挛等原因临床应用较少，中期和远期通畅率不明确。

（三）常规体外循环下CABG和非体外循环下CABG技术的选择

1. 常规体外循环下行CABG，术野清晰，操作精确，吻合口通畅率高，是大多数外科医生常用的手术技术，尤其适用于血管条件较差、病变广泛弥漫的患者。

2. 非体外循环心脏搏动下的CABG（Off-pump heart beats under CABG，Off-pump CABG）在欧美一些心脏中心得到推广，并推动了相关产业的开发和研究，出现了许多辅助性器械，如局部稳定器用于稳定目标血管，配合其他方法，可以保持术野清楚、心脏局部相对稳定，为外科医师精确吻合提供了保证。Off-pump CABG可以免除体外循环对患者的不利影响，如代谢紊乱、体内血管活性物质的激活和释放、心肌顿抑、对肺功能和肾功能处于边缘状态患者的打击、出血和血栓形成等并发症，同时还能缩短气管插管、术后监护和住院时间，节省医疗费用。Off-pump CABG也可以根据患者的具体情况选用其他切口，如正中小切口和左前胸小切口。

三、主动脉夹层和腹主动脉瘤的外科治疗

（一）Stanford A型主动脉夹层

1. 外科治疗

（1）夹层累及升主动脉根部：Stanford A型主动脉夹层（type A aortic dissection，TAAD）常累及主动脉根部，其病变往往涉及冠状动脉、主动脉瓣和主动脉窦等重要解剖结构。外科处理主动脉根部病变的基本原则是尽可能彻

底切除撕裂的内膜、纠正主动脉瓣关闭不全及保护冠状动脉开口。Stanford A 型 AD 主动脉根部重建方式主要有保留主动脉窦的升主动脉替换术和主动脉根部替换术。主动脉根部替换术又包括主动脉根部复合替换术（如 Bentall 手术）和保留主动脉瓣的主动脉根部替换术（如 David 术）。主动脉根部夹层根治的经典手术方式为 Bentall 手术，指的是以带瓣管道置换夹层影响到的主动脉瓣及升主动脉，与此同时行左右冠状动脉开口移植。带生物瓣管道的运用使年龄较大及年轻女性等主动脉夹层患者从中受益。对于主动脉瓣未受累或瓣膜质地良好的 Stanford A 型主动脉夹层，则 David 手术为更好选择。David Ⅰ型手术将主动脉根部切除，顺着主动脉瓣环上与瓣环平行将主动脉窦窦壁切除，选择大小相同的人工血管，往人工血管内固定主动脉瓣环，向上悬吊 3 个瓣交界，使之处于人工血管内，对左、右冠状动脉开口实施游离操作，使之保持纽扣状，实施吻合操作，使之吻合在人工血管的对应部位上。随着技术的改进，David 技术不断发展。

David Ⅴ术式也被应用在临床实践中，且经长时间的随访证实所取得的效果明显。此外，也有像 Yacoub 技术、Urbanski 技术等其他保留主动脉瓣的主动脉根部手术方式。一般情况下，Wheat 手术可以应用在夹层影响到主动脉窦部以上、且同时存在主动脉瓣病变的 TAAD 患者的临床治疗中，具体来说，就是将患者的主动脉瓣叶切除，主动脉瓣的替换物为人工心脏瓣膜，使主动脉窦部及冠状动脉开口得以保留，发生病变的升主动脉的替换物为人造血管。如果患者的夹层对主动脉窦部造成影响，但左右冠状动脉开口未受累及，则可以对此类患者的冠状动脉开口上窦部或窦管交界处进行修整，对此类患者实施升主动脉置换术，这样所取得的近期效果也令人惊喜。上述主动脉根部重建方法各有优缺点，但应在充分考虑患者年龄、远期潜在并发症及手术安全的前提下，尽量保留自体瓣膜并降低再次手术率。

（2）夹层累及主动脉弓部：目前，针对主动脉弓部手术的方式主要有半弓置换、全弓置换、升主动脉或半弓置换＋冰冻象鼻支架、全弓置换＋象鼻支架植入（即孙氏手术）及杂交手术（去分支技术）等。

主动脉夹层疾病凶险，手术操作具有一定难度，有人认为升主动脉或半弓置换足够拯救患者的生命。但没有处理的夹层累及的主动脉弓部及远端位置仍有破裂的风险，或需再次干预治疗。升主动脉加全弓置换联合降主动脉象鼻支架植入术因其满意的长期随访结果得到业内人士的推崇，但行全弓置换手术的复杂性对心脏外科医生是一项巨大的挑战。其他手术方式是在此原则基础上的改进。因此，有中心行升主动脉或半弓置换联合象鼻支架植入术取得了较好的近远期效果。具体手术操作顺序为：心脏停搏后处理近端及破口，待肛温降至25℃，停循环，左锁骨下动脉远端植入象鼻支架，而后吻合升主动脉远端。

由于行升主动脉或半弓置换未处理弓部及远端主动脉，故远期残留夹层发生破裂或主动脉扩张的发生率较高，以孙立忠教授为代表的全弓置换＋支架象鼻术（孙氏手术）目前越来越多的得到同行的认可，这将成为急性A型夹层的标准术式。操作步骤为支架象鼻经主动脉弓远端口植入降主动脉真腔，四分叉人工血管远端与带支架象鼻的降主动脉吻合，对应的血管分支先与左颈总动脉吻合，最后吻合无名动脉和左侧锁骨下动脉分支。

　　然而，同时行升主动脉和主动脉弓创伤及风险较单纯行升主动脉置换高，且手术时间的延长对患者的打击不可估量。Volodos 等于 2013 年报道首次成功实施杂交技术（去分支技术），此后去分支技术越来越多得到心血管外科同行的认可。去分支技术即自升主动脉人造血管至弓部三分支行旁路术后以主动脉支架覆盖主动脉弓及降主动脉。随着杂交手术室条件的不断改进，这种术式可以实现同期完成，提升了手术的成功率。

　　2. 全腔内治疗

　　胸主动脉腔内隔绝术（thoracic endovascular graft exclusion，TEVGE）由于创伤小、疗效确切、恢复快等原因，常用于急性 Stanford B 型主动脉夹层纠治。TAAD 由于解剖结构的复杂性（涉及主动脉瓣、冠状动脉开口、主动脉弓部头臂血管或跨越弓部等），腔内修复术（TEVAR）治疗仅适用于一些夹层仅累及升主动脉的病例，如高龄（＞70 岁）、ASA 分级≥Ⅳ级、心功能分级（NYHA 分级）≥Ⅲ级、重要脏器功能障碍等，为挽救患者生命可考虑行全腔内修复术。但目前无论是单纯支架置入术、分支腹膜支架置入术抑或开窗型和烟囱支架置入术等全腔内修复术，均存在诸多的技术难度和缺陷，不推荐常规应用于 Stanford A 型 AD 的治疗。

（二）Stanford B 型主动脉夹层

　　Stanford B 型主动脉夹层是指主动脉腔内的血液从主动脉内膜撕裂处进入主动脉中膜，使中膜分离，沿主动脉长轴方向扩展形成主动脉壁的真假两腔分离状态，其病情发作十分凶险，且具有较高的病死率，目前，临床对于无并发症的急性 Stanford B 型主动脉夹层可通过药物保守治疗，着重控制患者的血压和心率以度过危险期。降主动真腔人工支架血管置入术作为一种具有创伤小、并发症少等特点的微创术式已被广泛应用于 Stanford B 型主动脉夹层治疗中，且具有良好的疗效。

1. 外科治疗

目前国内外认为对于急性复杂型 Stanford B 型 AD（包括夹层累及内脏动脉及腹主动脉远端造成脊髓、重要内脏器官及肢体缺血、难以控制的高血压、难以控制的疼痛及夹层濒临破裂等）均应外科干预；而对于非复杂型急性 Stanford B 型 AD（临床症状通过降压、止痛治疗后可以控制及无重要脏器及脊髓的缺血表现）可以内科保守治疗。对于慢性期的 Stanford B 型 AD 当夹层动脉瘤直径大于 50 mm 或每年夹层动脉瘤直径增加 > 5 mm，以及伴有腰背痛等临床症状的患者均需要外科治疗。

2. 腔内修复术（thoracic endovascular aortic repair, TEVAR）

TEVAR 治疗 Stanford B 型 AD 的解剖学适应证要求近端锚定区的长度在 15 mm 以上。对于 Stanford B 型 AD，第一破口距离左侧锁骨下动脉的距离超过 15 mm，而且无逆撕的夹层或血肿，被视为健康锚定区。如果伴有逆撕的夹层或血肿，则被视为不健康锚定区。传统的 TEVAR 是将覆膜支架近端位于左锁骨下动脉远端，当 Stanford B 型 AD 锚定区长度小于 15 mm 或为了得到健康锚定区时，则需要拓展近端锚定区，即将覆膜支架近端跨过左锁骨下动脉。对于累及主动脉弓的夹层，覆膜支架的近端则需要超越左颈总动脉或无名动脉。拓展锚定区的方法包括杂交手术，即外科手术重建弓上重要分支血管联合 TEVAR 治疗，开窗支架及分支支架。

中国 Stanford B 型 AD 患者的平均发病年龄远低于

欧美国家，预期寿命长。因此，专家委员会推荐非复杂性 Stanford B 型 AD 患者在最佳药物治疗的基础上首选TEVAR 作为进一步治疗措施；另外，TEVAR 术中应根据患者病情选择合适类型的覆膜支架，以减小支架远端降主动脉过度扩张或新发破口形成风险。但对于非复杂性Stanford B 型 AD，不推荐在急性期进行 TEVAR 治疗，因其可能增加主动脉相关并发症的发生率。

3. 直视支架象鼻手术

对合并主动脉根部病变、升主动脉病变，或需要外科治疗干预的心脏疾病（如先心病、心瓣膜病、冠心病等）、由遗传性结缔组织疾病导致的 Stanford B 型 AD 患者，以及锚定区不足且能耐受开放性手术的 Stanford B 型 AD 患者，专家委员会推荐采用直视支架象鼻手术治疗。该术式适用范围广，对急、慢性 Stanford B 型 AD 均有良好效果。与 TEVAR 不同，直视支架象鼻手术没有治疗时机的局限。

患者在深低温（鼻咽温 25℃）停循环 + 顺行性选择性脑灌注下完成手术。患者取仰卧位，全身麻醉完成后，常规游离右侧腋动脉备用。经胸骨正中切口，游离 3 支头臂血管。经右腋动脉、右心房、右上肺静脉建立体外循环。如果有合并近端需要同期手术的，如主动脉根部瘤、心瓣膜病、冠状动脉粥样硬化性心脏病（冠心病）等，在降温的同时同期先做近端手术。待鼻咽温降至25℃后，经右腋动脉选择性脑灌注，阻断 3 支头臂血管，远端停循环。然后经主动脉弓切口直视顺行放入术中支架血管。释放支架血管后，全层、全周连续缝合术中支架血管于主动脉弓远端管壁正常部位。如果左锁骨下动脉未受夹层累及，可将支架血管缝合至左锁骨下动脉以远。如果左锁骨下动脉已被夹层累及，可将支架血管缝合至左颈总动脉与左锁骨下动脉之间，然后切断并缝扎左锁骨下动脉根部，将左锁骨下动脉远端与左颈总动脉行端侧吻合。

4. Hybrid 手术

对锚定区不足且无法耐受低温体外循环手术的 Stanford B 型 AD 患者，可以实施 Hybrid 手术。主要采用头臂血管间转流的方法，在不开胸、不使用体外循环下，为覆膜支架争取到足够的近端锚定区。但 Hybrid 手术术后发生逆剥性 Stanford A 型 AD 的比例较高。一般而言，Hybrid 手术适用于高龄、合并慢性阻塞性肺疾病、合并多脏器功能不全等不适宜开放性手术的 Stanford B 型 AD 患者。

（三）慢性 Stanford B 型 AD

慢性 Stanford B 型 AD 的治疗原则参见急性 Stanford B 型 AD。慢性 Stanford B 型 AD 导致胸腹主动脉瘤直径≥5.5 cm 者，建议实施胸腹主动脉替换术。若患者预期寿命长、病因为遗传性结缔组织疾病，手术指征可适当放宽。对于可以建立旁路循环（主动脉弓远端降主动脉直径大致正常或预留象鼻血管、双侧髂动脉相对正常）、瘤体能够充分阻断的胸腹主动脉瘤患者，推荐常温或浅低温（鼻咽温 32 ～ 34℃）、分段阻断下行胸腹主动脉替换术；对于降主动脉近端无法游离阻断或无法建立旁路循环的患者，可实施深低温体外循环胸腹主动脉替换术。

四、动脉粥样硬化性肾动脉疾病的外科治疗

外科开放式手术治疗肾动脉狭窄已有 50 余年的历史，但存在手术创伤相对较大，术后恢复慢，并发症多

等不利情况，对患者心、脑血管及其他重要脏器功能要求较高，目前已非 ARAS 治疗的首选。但开放式手术可以改变解剖形态、挽救创伤性损害，临床上仍然不可缺少。

（一）适应证

1. 肾动脉狭窄病变严重，但肾动脉解剖学特征不适合行血管介入治疗者。

2. 介入治疗失败或产生严重并发症者。

3. 肾动脉狭窄伴发的腹主动脉病变需行开放手术治疗者。

4. 造影剂严重过敏，服用抗血小板药物有禁忌等。

（二）术前准备

1. 调整降压药物，平稳控制血压，以保障麻醉和手术的安全。

2. 充分评价心肺功能及脑血管病变，并进行相应的调整准备。

3. 充分评估双侧分肾功能，特别是对于可能行肾切除术者。

4. 如拟采取自体静脉为旁路血管，应明确目标静脉通畅性、口径、走形等。

（三）手术方式

应根据患者肾动脉病变的具体情况、腹主动脉是否并存动脉粥样硬化病变、患者全身状况等情况进行选择。

1. 动脉重建手术

（1）动脉内膜剥脱术；

（2）腹主动脉 - 肾动脉旁路移植术；

（3）脾 - 肾动脉或肝 - 肾动脉吻合术；

（4）RAS 段切除术加移植物置换术；

（5）自体肾移植术。

2. 肾切除手术　目前已很少实施，其指征一般要满足以下四点：

（1）患肾动脉病变广泛而严重，尤其远段分支受累，无法实施血管重建；

（2）对侧肾无明显病变，肾功能良好或基本可代偿；

（3）患肾无滤过功能 [GFR ≤ 10 ml/ (min·1.73 m^2)]，但分泌大量肾素，导致严重高血压；

（4）患者无法耐受降压药物、降压疗效不佳或准备妊娠不宜服用降压药。

（四）手术后处理

1. 手术完毕时需观察两肾色泽是否较术前红润，张力是否增加，肾动脉远端搏动有力，测压应高于术前则视为手术成功。

2. 术后监测肾功能情况，避免使用可能的肾毒性药物。

3. 术后 12 ~ 24 小时应开始应用肝素，后期可改为口服抗凝或抗血小板治疗。

五、动脉血栓切开取栓术

1863 年，Fogarty 医生发明了球囊导管，实现了在栓塞动脉上仅切开单一切口就可以取出近端与远端血管栓塞物，大大减少了取栓的创伤，这是动脉取栓手术，也是整个血管外科里程碑式的进展。为了纪念 Fogarty 医生，取栓导管被命名为 Fogarty 导管。

（一）适应证

急性动脉栓塞或血栓形成，威胁肢体生存、且全身状况可耐受手术。

（二）禁忌证

全身情况无法耐受手术，受累肢体已出现坏疽。

（三）术前准备

患者大多合并心、脑血管方面疾病，故应完善心电图、心肌酶谱、肌钙蛋白 -T、脑利钠肽、肾功能，尽可能完善心脏彩超及下肢 CTA 检查。CTA 检查可进一步明确诊断，了解栓塞部位（切口选择），靶血管直径（选择 Fogarty 导管大小）及栓塞处远端流出道情况（评估预后）。

（四）手术步骤

1. 股动脉　沿股动脉走行做腹股沟纵行或斜行切口，打开深筋膜，纵行切开股动脉鞘，即可显露股总、股深及股浅动脉。期间注意浅层大隐静脉保护，内侧股静脉及外侧股神经的保护。股总、股深及股浅动脉游离充分后分别加以血管保护带，并选择好血管阻断钳。全身肝素化后，横行切开股总动脉前壁 1 ~ 1.5 cm（如预期行内膜剥脱可纵行切开），4Fr 动脉取栓导管沿动脉真腔进入股浅动脉，充起球囊后向回拖拽取栓导管，收集取出的栓子，估计股浅动脉血栓基本取净后，可进入 3Fr 动脉取栓导管至膝下动脉，尝试取栓，栓子取净后远端回血较好，可向远端灌注肝素盐水后阻断。4Fr 取栓导管进入股深动脉，估计可进入 10 ~ 15 cm，充起球囊后取出栓子，远端回血良好，灌注肝素盐水后阻断。5-6Fr 取栓导管沿动脉真腔进入髂动脉，估计进入 20 ~ 25 cm 便可抵达腹主动脉，充起球囊后取出栓子，近端喷血良好，阻断。6-0 血管缝合线连续外翻缝合股动脉切口，如选择纵向切口且行内膜剥脱后为避免狭窄，可采用人工血管补片或静脉补片修补切口。关闭切口后，需进一步检查患侧足背、胫后动脉搏动。

2. 肱动脉 经肘窝内侧沿肱动脉走行切开皮肤及皮下组织，分离肱二头肌腱膜，即可显露肱动脉，正中神经走行于内侧，应注意保护。向远端游离肱动脉直至其分叉处，注意其外侧的桡侧返动脉，其易与桡动脉混淆。充分显露肱动脉、桡动脉、尺动脉，并加以血管保护带，备好阻断钳。全身肝素化后，于肱动脉远端做横行切口，以血管镊取出所见血栓。以 3 或 4Fr 取栓导管沿肱动脉向近端送入，估计送入 20 cm 左右，充起球囊后向回拖拽导管，清理管腔内血栓，直至近端喷血良好，灌注肝素盐水后阻断。同法将取栓导管分别送入桡动脉及尺动脉进行取栓，栓子取出后远端回血良好，说明血管再通成功。6-0 血管缝合线连续外翻缝合动脉切口，排气后松开血管阻断钳，可见手部颜色变红，桡动脉搏动恢复。

（五）操作技巧和要点

1. 如腔内血栓负荷过重，可在首次取栓时先进入较短距离取栓，之后逐步延长进入深度，根据血管条件，尽可能避免同一部位取栓超过 3 次，避免内膜损伤。

2. 拖拽取栓导管时，应根据拖拽阻力调整球囊扩张的大小，阻力过大时应适度缩小球囊，避免暴力损伤动脉内膜。

3. 如有条件，可选择双腔取栓导管在 DSA 下导丝通过病变，以确保真腔通过。拖拽时在透视下进行，可随时观察球囊遇阻的位置及程度，方便做出球囊大小的调整，取栓后也能复查造影观察取栓效果，如有狭窄病变，应同时行支架植入处理。

4. 关闭动脉切口前，可向远端灌注 25 万 U 尿激酶，有助于远端小动脉的血栓溶解。

5. 腹主动脉骑跨栓取栓后缺血再灌注损伤较为严重，

应术中静脉插管尽早血液透析支持治疗。

6. 原发病系免疫疾病或血液系统疾病的，应积极处理原发病，加强抗凝治疗。

（六）术后并发症及处理

1. 再灌注综合征　肢体缺血时间越长，术前临床表现越重，再通后缺血再灌注损伤也越重。其症状主要包括肢体肿胀、骨筋膜室综合征、肢体坏死、肌红蛋白升高、肾功能损害等。需严密监测肝肾功能、血气分析、肌红蛋白及肌酶，必要时尽早予以血液滤过或血液透析治疗。同时应注意患肢症状及体征变化，必要时实施筋膜室切开减压，甚至截肢术。

2. 血栓复发　血栓复发与患者原发病、高凝状态及取栓导管造成内膜损伤有关，应根据患者全身情况给予抗凝治疗预防血栓复发，应警惕流入道病变，必要时再次手术。

（七）术后管理及药物治疗

1. 积极治疗原发疾病，如心房颤动，冠心病等。

2. 抗凝治疗，术后即刻予以普通肝素静脉持续泵入，监测 APTT 至目标值，并根据患者情况过渡至华法林或其他新型口服抗凝剂。

3. 扩血管治疗，常规术后予以前列地尔扩血管。

4. 纠正酸中毒及电解质紊乱，如缺血时间较长且临床表现较重者，术中取栓前即可予以 5% 碳酸氢钠溶液 125 ml 静脉滴注做适当碱化。

5. 营养神经及功能康复治疗。

6. 肾功能受损的支持治疗，尽早血液透析。

（八）术后随访

1. 临床评估出血风险后，建议长期抗凝治疗。

2. 术后定期复查动脉彩超或 CTA。

六、下肢静脉曲张静脉剥脱术

（一）外科术式

大隐静脉高位结扎剥脱术是治疗下肢静脉曲张的经典术式，沿用已经有数十年的历史，标准的手术方法为大隐静脉高位结扎加主干剥脱，并做多个小切口切除蜿蜒、扩张的属支，做高位结扎时，应同时切断结扎主干的 5 支分支，即旋髂浅静脉、腹壁下浅静脉、阴部外浅静脉、股内侧浅静脉、股外侧浅静脉。

在腹股沟切口完成大隐静脉近端高位结扎后，经大隐静脉断端将剥脱器送至远心端，常使用的有金属丝剥脱器和一次性使用塑料剥脱器。传统上的大隐静脉高位结扎剥脱术是使用金属剥脱器，具有疗效肯定，方法简单易行，不需要特殊的仪器设备等优点，至今仍广泛开展，但该手术有创伤大、恢复慢、瘢痕多、术后欠美观等弊端。目前还有一种新型的微创剥脱器，为一个长 2.6 m，直径 2 mm 的塑料导管，其中间有一凹槽，可以安装一个直径为 8 mm 的铃型剥离头，其与传统的金属剥脱器区别在于：使用传统金属剥脱器行手术时剥脱器的插入方向为经卵圆窝处大隐静脉断端向下插入。由于金属剥脱器质地较硬及静脉内有方向朝上的静脉瓣膜，其往往于膝关节上、下位置受阻，不能一次使主干全程剥脱，往往需要做数个切口才能剥脱大隐静脉主干，这就大大增加了手术时间和出血量，也增加了手术操作的复杂程度。使用新型微创抽剥器从踝上切口处大隐静脉主干向近心端插入，由于新型抽剥器由塑料制成，表面光滑，通过性能极佳，往往可以一次性到达大隐静脉根部剥脱大隐静脉主干全程，这样较传统金属剥脱器节省了手术时间并减少了出血量。

早期大部分学者建议仅剥脱至膝下约 5 cm 处，这样可以减少隐神经的损伤导致的小腿皮肤感觉改变或消失，这是由于早期使用的金属剥脱器探头较大，其抽剥方向为向上方拉出，导致探头常常卡在紧贴于大隐静脉的隐神经分叉处，极易导致隐神经损伤。目前使用的新型微创剥脱器抽剥方向为向下方拉出，而且为内翻式剥脱，大大减少隐神经的损伤，考虑到绝大部分患者大隐静脉主干全程都有反流及小腿下部有曲张静脉，可使用新型微创剥脱器剥脱大隐静脉主干至内踝处，并不增加隐神经的损伤，而且治疗效果更理想。早先结扎在剥脱器头端的长丝线随着剥脱器拉入静脉隧道，应保留足够长度的丝线使其在剥脱后仍有尾端在腹股沟切口露出。然而，在剥脱过程中大隐静脉主干可能会因为受属支牵拉的影响出现断裂而导致无法将其完整剥脱出来。因此，静脉取出后，应将其展开并与治疗段对比长度以确定其完整性。如果剥脱过程中静脉断裂，在下部切口处会有静脉远端的部分残留。这种情况下，如果剥脱器头端系有拖尾的长丝线保留在腹股沟伤口区，可经丝线从相反的方向剥脱残余静脉主干。

目前，对于大隐静脉的 5 个属支如何处理提出了一些新的观点和改进。传统的观点认为，大隐静脉的 5 个属支未得到正确处理是术后复发的主要原因，但目前有研究表明，全部和部分处理属支与不处理无明显差别。而且近年来激光和硬化剂等治疗静脉曲张的结果也间接证实了不处理属支的临床疗效较为理想。在手术中为追求完全切断结扎 5 个属支往往导致较长的手术切口和较长的手术时间，基于上述研究目前可考虑只处理在高位结扎中可见的属支。

（二）适应证

主要的适应证为大隐静脉主干曲张明显，临床分级在 C4 级以上的患者。此外还包括：表浅的曲张分支静脉、大隐静脉主干明显扩张或曲张静脉节段性瘤样扩张、慢性血栓性静脉炎、大隐静脉主干过度扭曲、急性浅静脉血栓形成等。

第七部分

常见血管急症的处理

第一节　肺血栓栓塞

一、急性肺栓塞早期死亡危险分层

根据患者血流动力学以及肺栓塞严重指数将急性肺栓塞的早期死亡风险分为高危、中危、低危。临床上出现休克或持续性低血压者为高危急性肺栓塞；对不伴休克或持续低血压的非高危患者，根据肺栓塞严重指数（pulmonary embolism severity index，PESI）或其简化版本（sPESI）（表7-1），区分中危及低危患者。根据是否存在右心室功能障碍及心肌损伤生物标志物异常将中危患者分为中高危及中低危（表7-2）。

表7-1　肺栓塞严重指数（PESI）及其简化版本 sPESI

指标	PESI	sPESI
年龄	以年龄为分数	1 分
男性	+10 分	—
肿瘤	+30 分	1 分
慢性心力衰竭	+10 分	1 分
慢性肺部疾病	+10 分	

续表

指标	PESI	sPESI
脉搏 ≥ 110 bpm	+20 分	1 分
收缩压 < 100 mmHg	+30 分	1 分
呼吸频率 > 30 次 / 分	+20 分	—
体温 < 36 ℃	+20 分	—
精神状态改变	+60 分	—
动脉血氧饱和度 < 90%	+20 分	1 分

表 7-2　急性肺栓塞早期死亡风险分层

早期死亡风险		风险指标和评分			
		休克或低血压	PESI 分级 Ⅲ ~ Ⅴ 级或 sPESI > 1[a]	影像学提示右心功能不全[b]	心脏相关实验室指标[c]
高危		+	（ + ）[d]	+	（ + ）[d]
中危	中 - 高危	−	+	双阳性	
	中 - 低危	−	+	一个（或没有）阳性	
低危		−	−	选择性检查；若检查，双阴性[e]	

PESI：肺栓塞严重指数；sPESI：简化版肺栓塞严重指数。[a]PESI 分级 Ⅲ ~ Ⅴ 级提示 30 天病死率中 - 极高；sPESI > 1 提示 30 天病死率高。[b]右室功能不全超声心动图指标包括右室扩大和（或）收缩末期右室左室直径比值增高（大多数研究报告阈值为 0.9 ~ 1）；右室游离壁运动功能减低；三尖瓣反流速度增快；或以上各指标联合。右室功能不全动脉造影（四腔心切面）指标包括收缩末期右室左室直径比值增高（阈值为 0.9 ~ 1）。[c]心肌损伤标志物异常（如肌钙蛋白 T/I 浓度升高）或（右）心功能不全所致心力衰竭（血浆脑钠肽浓度升高）。[d]对于伴有休克或低血压的急性肺栓塞患者无须评估 PESI 或 sPESI 或实验室检查。[e]对于 PESI 分级 Ⅰ ~ Ⅱ 级或 sPESI=0 的患者，若心脏相关实验室指标或影像学提示右心功能不全，也被列为中 - 低危组。这适用于影像学或实验室指标早于临床严重程度评估的情况。

二、一般处理

对高度疑诊或确诊 PTE 的患者，应进行严密监护，监测呼吸、心率、血压、心电图及血气的变化，对大面积 PTE 可收入重症监护治疗病房；为防止栓子再次脱落，要求绝对卧床，保持大便通畅，避免用力。

三、对症处理

对于有焦虑和惊恐症状的患者应予安慰并可适当使用镇静剂；胸痛者可予止痛剂；对于发热、咳嗽等症状可给予相应的对症治疗；对有低氧血症的患者，采用经鼻导管或面罩吸氧。当合并严重的呼吸衰竭时，可使用经鼻／面罩无创性机械通气或经气管插管行机械通气。应避免做气管切开，以免在抗凝或溶栓过程中局部大量出血。应用机械通气中需注意尽量减少正压通气对循环的不利影响；对于出现右心功能不全、心排血量下降，但血压尚正常的病例，可予具有一定肺血管扩张作用和正性肌力作用的多巴酚丁胺和多巴胺；若出现血压下降，可增大剂量或使用其他血管加压药物，如间羟胺、肾上腺素等；对于液体负荷疗法需持审慎态度，因过大的液体负荷可能会加重右室扩张并进而影响心排出量。

四、抗栓治疗

急性肺栓塞的抗栓治疗主要包括抗凝治疗、溶栓治疗、经皮导管介入治疗及外科血栓清除术，其目的在于恢复闭塞肺动脉的血流以挽救生命，或者预防潜在致命性栓塞的再发。

（一）抗凝治疗

1. 抗凝治疗适应证

推荐意见 1：对于高或中度临床可能性的患者，等待诊断结果的同时应给予抗凝治疗（ⅠC）。

推荐意见 2：所有明确诊断为急性肺栓塞（亚段肺栓塞除外）、且无抗凝禁忌证患者，需立即开始抗凝治疗（ⅠC）。

推荐意见 3：亚段肺栓塞（subsegmental pulmonary embolism，SSPE），且无下肢近端深静脉血栓形成（DVT）患者，伴低静脉血栓栓塞（VTE）再发风险的患者，建议进行临床观察（ⅡC），而对于 SSPE 伴高 VTE 再发风险的患者，建议进行抗凝治疗（ⅡC）。

在急性肺栓塞患者中，及时抗凝是预防早期死亡和 VTE 再发的主要治疗方式，对于高或中度临床可能性的患者，等待诊断结果的同时应给予抗凝治疗。所有明确诊断为急性肺栓塞、且无抗凝禁忌证者，需要进行立即开始抗凝治疗。

2. 抗凝药物

在所有需要抗凝的患者中，至少需要抗凝治疗 3 个月，目前传统的抗凝治疗即及时给予肠道外抗凝药（普通肝素、低分子肝素、磺达肝癸钠），并且尽早给予维生素 K 拮抗剂，通常需重叠治疗 5 天以上，当国际标准化比值（INR）达到目标范围（2.0 ~ 3.0）并持续两天以上时，停用肠道外抗凝药。近年来，新型口服药发展迅速，在某些情况下，可替代传统的抗凝治疗。在大多数的低中危险患者中，可考虑利伐沙班、达比加群作为抗凝治疗替代方案。其中，利伐沙班不需要提前肝素化，可立即应用，或在应用肠道外抗凝药物 1 ~ 2 天后开始应用，但需要在前

3 周增加药物剂量。而在应用达比加群作为替代方案时，仍需提前应用肠道外抗凝药。

推荐意见 4：对于高危肺栓塞患者，推荐立即静脉给予普通肝素（unfractionated heparin，UFH）抗凝治疗（ⅠC）。

推荐意见 5：对于大多数中低危肺栓塞患者，推荐予低分子肝素或磺达肝癸钠抗凝治疗（ⅠA）。

推荐意见 6：对于大多数中低危患者，推荐可以利伐沙班（15 mg，每日 2 次，持续治疗 3 周后改为 20 mg，每日 1 次）替代肠道外抗凝序贯维生素 K 拮抗剂治疗（ⅠB）。

推荐意见 7：对于大多数中低危患者，推荐可以达比加群（150 mg，每日 2 次，对于年龄 > 80 岁或使用维拉帕米的患者，剂量为 110 mg，每日 2 次）替代维生素 K 拮抗剂治疗，联合肠道外抗凝治疗（ⅠB）。

推荐意见 8：有严重肾功能不全者不推荐使用新型口服药（ⅢA）。

初始抗凝治疗中，低分子肝素、磺达肝癸钠抗凝疗效优于普通肝素，发生大出血、肝素诱导血小板减少症（HIT）的风险也低。而普通肝素具有半衰期短，可迅速被鱼精蛋白中和的优点，推荐用于拟直接再灌注治疗以及严重肾功能不全（肌酐清除率 < 30 ml/min）或重度肥胖患者。各抗凝药的使用剂量如下：

（1）普通肝素：首先给予负荷剂量 2000 ~ 5000 IU 或 80 IU/kg 静脉注射，继之以 18 IU/（kg·h）持续静脉滴注。在初始 24 小时内需每 4 ~ 6 小时测定活化的部分凝血酶原时间（APTT）1 次，并根据 APTT 调整普通肝素的剂量，每次调整剂量后 3 小时再测定 APTT，使其尽快达到并维持于正常值的 1.5 ~ 2.5 倍。治疗达到稳定水平后，改为每日测定 APTT 1 次。应用普通肝素可能会引起 HIT，在使用第 3 ~ 5 天必须复查血小板计数。若需较长时间使用普通肝素，应在第 7 ~ 10 天和 14 天复查血小板计数，普通肝素使用 2 周后则较少出现 HIT。

（2）低分子肝素：按照体重给药，无须监测，但在妊娠期间需定期监测抗 Xa 因子活性。

（3）磺达肝癸钠：2.5 mg，皮下注射，每日 1 次，无须监测。其清除随体重减低而降低，对体重小于 50 kg 的患者慎用。严重肾功能不全（肌酐清除率 < 30 ml/min）的患者应禁用，中度肾功能不全（肌酐清除率 30 ~ 50 ml/min）的患者应减量 50%。

（4）维生素 K 拮抗剂：华法林的起始剂量为 1 ~ 3 mg，某些患者如老年、肝功能受损、慢性心力衰竭和高出血风险患者，初始剂量还可适当降低。应尽早给予口服抗凝药，最好与肠道外抗凝剂同日，通常需重叠治疗 5 天以上，当国际标准化比值（INR）达到目标范围（2.0 ~ 3.0）并持续两天以上时，停用普通肝素、低分子肝素或磺达肝癸钠。

推荐意见 9：在 PE 不合并肿瘤、且适用新型口服抗凝药的患者中，长期抗凝（3 个月）推荐应用达比加群、利伐沙班（ⅡB）。

近年来新型口服抗凝药发展迅速，主要包括凝血因子 Xa 抑制剂（利伐沙班、阿哌沙班、依度沙班等），凝血因子Ⅱa 抑制剂（达比加群等）。目前多项研究表明，在 PE 患者中，新型口服抗凝药与肠道外抗凝序贯华法林抗凝治疗相比，具有良好的有效性及安全性，可替代标准的肠道外抗凝序贯华法林抗凝治疗。此外，与肝素序贯华法林抗凝相比，新型口服抗凝药具有快速起效，与食物、药物相互作用少，无需监测，用药方便等特点，且利伐沙班和阿哌沙班不需要提前肝素化，适合长期服用。但在以下各亚组患者中，新型口服抗凝药是否可替代传统抗凝治疗方案，目前尚无明确证据，如肿瘤患者、妊娠期、哺乳期、肝肾功能异常、同时服用非甾体类抗炎药（Nonsteroidal anti-inflammatory drug，NSAID）或抗血小板药、消化道出血风险高、高凝状态、肥胖患者。目前在我国，只有利伐沙班、达比加群被批准可用于治疗肺栓塞，目前仅在少数大的医学中心使用，需积累更多的安全性和疗效的数据。

推荐意见10：对于合并活动性肿瘤的患者，推荐应用低分子肝素作为长期抗凝药（ⅡC）。

（二）溶栓治疗

1. 溶栓治疗的时间窗

推荐意见11：急性肺栓塞发病48小时内开始行溶栓治疗，疗效最好；对于有症状的急性肺栓塞患者在6～14小时内溶栓治疗仍有一定作用。

2. 溶栓治疗的适应证

推荐意见12：对于高危PE患者，推荐溶栓治疗（ⅠB）。

推荐意见13：对于没有休克或低血压的患者不推荐常规全身溶栓治疗（ⅢB）。

推荐意见14：推荐对中高危的急性PE患者严密监测，以及时发现血流动力学失代偿，同时应及时行再灌注治疗（ⅠB）。

推荐意见15：推荐对中高危的和有血流动力学障碍临床征象的患者行溶栓治疗（ⅡaB）。

中高危患者是否需要溶栓治疗一直存在争议。在患者出现血流动力学不稳定和休克之前，早期发现和逆转右心室功能障碍可能对这种疾病的治疗至关重要，而溶栓可以迅速改善右心室功能和肺灌注。然而，溶栓治疗与一些不良反应相关，如颅内出血（intracerebral hemorrhage，ICH），这是一种罕见的严重并发症。目前证据表明，在中高危患者中，溶栓治疗可以降低 VTE 再发率和死亡率，但增加出血风险。2017 年，一项系统评价表明，在中高危患者中，溶栓辅助抗凝的治疗方法可能减轻肺动脉高压并阻止病情恶化，但同时也会增加出血，尤其是 ICH 风险。目前仍没有充分的证据支持全身溶栓可用于所有急性亚急性肺栓塞。因此，对于中高危患者，需密切监测病情变化，一旦出现低血压，应及时进行溶栓治疗，然而，对于病情出现恶化，但尚未达到低血压的患者，当抗凝治疗出血风险低时，也可能需要进行溶栓治疗，比如，患者出现心率进行性减慢，血压下降，但收缩压仍大于90 mmHg，颈静脉压增高，肺换气功能恶化，休克征象出现（皮肤发冷、尿量减少、意识模糊），超声心动图所示的右心功能恶化，心肌损伤标志物升高。

3. 溶栓治疗的禁忌证

（1）绝对禁忌证：出血性卒中；3 ~ 6 个月内缺血性卒中；已知的结构性脑血管疾病（如动静脉畸形）或恶性颅内肿瘤；近 3 周内重大外伤、手术或头部外伤；疑似主动脉夹层；1 个月内消化道出血；已知的高出血风险患者。

（2）相对禁忌证：年龄≥75 岁；6 个月短暂性脑出血发作（TIA）；应用口服抗凝药；妊娠或分娩后 1 周；不能压迫止血部位的血管穿刺；近期曾行心肺复苏；难以控制的高血压（收缩压 > 180 mmHg 或舒张压 > 110 mmHg）；严重肝功能不全；感染性心内膜炎；活动性

溃疡。对于危及生命的高危急性肺栓塞患者大多数禁忌证应视为相对禁忌证。

4. 溶栓治疗的方案

我国临床上常用的溶栓药物有尿激酶、阿替普酶（Alteplase，rt-PA）和瑞替普酶（Reteplase，r-PA），目前我国大多数医院采用的是 rt-PA，目前标准剂量为 rt-PA 100 mg 在 2 小时内静脉滴注。部分研究证明，与标准剂量 rt-PA 相比，低剂量 rt-PA 有效性以及安全性更好，尤其在体重 < 65 kg 和右心功能障碍的患者中获益更多。针对国人的一项 RCT 研究显示，半量 rt-PA（50 mg rt-PA 在 2 小时内静脉滴入）溶栓治疗急性肺栓塞与全量（100 mg rt-PA 在 2 小时内静脉滴入）相比有效性相似，以及可能具有更好的安全性。因此在 rt-PA 剂量方面，专家共识推荐 50 ～ 100 mg 持续静脉滴注 2 小时，体重 < 65 kg 的患者总剂量不超过 1.5 mg/kg。

（三）经皮导管介入治疗

推荐意见 16：对于存在全身溶栓禁忌证或全身溶栓治疗失败的肺栓塞患者，应考虑经皮导管介入治疗作为外科血栓清除术的替代方案（ⅡaC）。

推荐意见 17：如果溶栓治疗的出血的预期风险很高，可考虑在中高危患者中进行经皮导管介入治疗（ⅡbB）。

（四）外科血栓清除术

推荐意见 18：外科血栓清除术适用于存在溶栓治疗禁忌证或全身溶栓治疗失败的肺栓塞高危患者（ⅠC）。

推荐意见 19：如果在溶栓治疗的出血的预期风险很高，则可考虑在中高危患者中进行外科血栓清除术（ⅡbC）。

第二节 急性主动脉综合征

急性主动脉综合征（acute aortic syndrome，AAS）是一种累及主动脉的急危重症，可分为主动脉壁间血肿（intramural hemorrhage and hematoma，IMH）、主动脉穿透性溃疡（penetrating atherosclerotic ulcers，PAU）和主动脉夹层（aortic dissection，AD）。不同类型的 AAS 均可导致主动脉内膜和中膜的破坏，致使壁内血肿、穿透性溃疡或主动脉壁层的分离，甚至主动脉破裂。指南推荐采用三重排除法：

（1）对急诊胸痛患者行一次心电图门控的 64 排 CT 检查。

（2）同时对 3 个主要的胸痛病因进行鉴别，即 AD、肺栓塞和冠心病。迅速鉴别威胁生命的胸痛病因，阴性预测率较高。

指南推荐诊疗流程

（1）急性胸痛患者怀疑 AAS 时，结合心电图、病史、体格检查判断其血流动力学是否稳定。

（2）若患者血流动力学稳定，AAS 存在高风险的患者，可行经食管心脏超声检查（Transoesophageal echocardiography，TOE）或相关的 CT、MRI 等检查；低风险患者可检查血清标志物。

（3）若患者血流动力学不稳定，立刻行经胸或食管超声检查。

一、主动脉夹层

（一）低、高危特征

1. 低危特征

大部分 B 型 AD 患者临床表现并不复杂，不存在脏器灌注不足及缺血表现。而复杂性 B 型 AD 即持续或反复发作的胸痛，药物强化治疗仍然不能控制高血压，早期可出现主动脉扩张、灌注不足及破裂征象。

2. 高危特征

（1）基础疾病或情况：如马方综合征、主动脉疾病家族史等；

（2）疼痛性质：胸背或腹部疼痛突发性、剧烈性、撕裂样及尖锐性疼痛；

（3）体征：有灌注不足的证据，如脉搏短绌、四肢收缩压差、局灶神经病变体征（伴疼痛）、主动脉反流性杂音、高血压或休克等。

（二）治疗原则

推荐意见 1：所有 AD 患者，药物治疗需止痛和控制血压（ I C ）。

推荐意见 2：A 型 AD 患者首选紧急手术治疗（ I B ）。

（三）治疗目标

1. 药物治疗的主要目的是通过控制患者血压及心肌收缩，减轻患者主动脉病变处的层流剪切力损伤。

2. 血压控制目标同美国心脏病学会基金会（American College of Cardiology Foundation，ACCF）/ 美国心脏协会（American Heart Association，AHA）指南，收缩压控制目标仍是 100 ~ 120 mmHg。但欧洲心脏病学会（European Society of Cardiology，ESC）指南对于达标时间未明确

描述。

3. 药物治疗首选 β 受体阻滞剂，以达到减慢心率、降低血压的目的。

4. 部分主动脉病变患者伴有糖尿病、冠心病、高脂血症等疾病。因此，治疗过程中切勿忽视相应伴发疾病的治疗。

5. A 型 AD 的单纯腔内介入治疗尚未获得公认。

A 型 AD 患者合并神经功能紊乱或昏迷时，是否需要行手术治疗仍存在争议。急性复杂性 B 型 AD 患者，主动脉腔内修复术（thoracic endovascular aortic repair，TEVAR）优于开胸手术尚缺乏前瞻性的、随机对照研究，有待进一步证实。

二、主动脉壁间血肿和主动脉穿透性溃疡指南建议

1. A 型主动脉壁间血肿（intramural hematoma，IMH）和主动脉穿透性溃疡（penetrating atherosclerotic ulcer，PAU），有指征者紧急手术（ⅠC）。

2. B 型 IMH 和 PAU，推荐严密监测下初始药物治疗（ⅠC）。

（1）有并发症的 B 型 IMH 和 PAU 可以考虑腔内修复术（ⅡaC）。

（2）无并发症的 B 型 IMH 和 PAU，有指征者重复影像学检查（CT 或 MRI）（ⅠC）。

3. 老年人或伴有严重并发症的 A 型 IMH 患者，可优先考虑药物治疗。

4. 若伴有严重主动脉增宽（≥50 mm）和 IMH 厚度≥11 mm，则考虑外科手术治疗。

此外，胸主动脉瘤破裂（局限性）推荐紧急手术或胸主动脉腔内修复术（ⅠC）；如果解剖适合并有相应经验，TEVAR术要优于外科开胸手术（ⅠC）。对疑似创伤性主动脉损伤患者推荐CT血管造影术（ⅠC），若无条件实施，推荐经食管心脏超声检查（TOE）（ⅡaC）；对于解剖结构适合介入的患者，TEVAR术优于外科手术（ⅡaC）。

第三节　急性外周动脉缺血性疾病

一、药物治疗

推荐意见1：药物治疗仅作为急性外周动脉缺血的基础治疗，以及手术后的长期治疗。

推荐意见2：对所有急性外周动脉缺血患者，如无禁忌，一旦确诊应立即开始抗凝治疗。

1. 抗凝药物通常选用肝素或低分子肝素。抗凝药物不但可以抑制血栓进展，也有抗炎作用，可减轻缺血症状，但需监测血小板、警惕肝素诱导血小板减少症。

2. 应用抗血小板药，如阿司匹林、氯吡格雷和西洛他唑等，可以预防心血管及其他部位动脉硬化闭塞症的进展。主要用于渡过急性期之后的后期治疗。

3. 前列腺素类药物，如前列地尔或贝前列素钠等，可以有效减轻静息痛、促进肢体溃疡愈合。

4. 缺血可致剧烈疼痛，进而引起血管痉挛，可加重远端组织缺血，也可诱发心、脑血管意外，适当、有效的镇痛治疗是必不可少的。一般遵循给药方案阶梯原则，从对乙酰氨基酚等非甾体类抗炎药开始，如无效可尝试阿片类镇痛药物。

5. 对于缺血性溃疡或坏疽合并感染的患者，需要在病原学检查结果的指导下，有针对性地全身使用广谱、足量、足疗程的抗生素治疗。

二、开放手术治疗

推荐意见 3：对于威胁肢体的严重缺血，如患者预期寿命 > 2 年，在自体静脉可用、且全身情况允许的情况下，可行开放手术治疗。

开放手术治疗的具体术式包括：

1. 动脉切开取栓术　是因心源性或其他来源栓子脱落引起的急性动脉栓塞的首选治疗方法。

2. 动脉旁路术　对于动脉存在基础硬化、狭窄的急性缺血，可考虑采用解剖旁路或解剖外旁路术。首选自体大隐静脉作为移植材料，其远期通畅率优于人工血管。如需行膝下动脉旁路可选择自体静脉加人工血管的复合旁路术。

3. 截肢术　对于肢体已严重坏死、顽固缺血性静息痛、合并感染或败血症的病例，肢体无法挽救时，需在患者全身情况恶化之前截肢。此时紧急截肢是救命的唯一选择。

三、腔内手术治疗

推荐意见 4：腔内治疗已经逐步取代开放手术，成为外周动脉重建的首选方案。

腔内治疗的最大优势是创伤小、并发症发生率低以及疗效好。

腔内治疗方法包括：

1. 经皮导管灌注溶栓术　经外周静脉进行系统溶栓往往治疗效果有限。而经动脉内置管、局部灌注溶栓是有效的微创治疗方法。但血栓完全溶解需要时间，对于急性缺血、同时侧支循环较差者应慎重选择。

2. 经皮导管血栓抽吸术　可快速取出血栓，恢复动脉血流，是最常用的治疗急性外周动脉缺血的有效治疗方法。

3. 经皮机械取栓术　近年来出现了多种腔内机械取栓装置，可以快速复通血管、缩短缺血再灌注时间。

四、术后注意事项

推荐意见5：血运重建后要密切关注缺血再灌注损伤导致的局部和全身并发症。

对于肢体缺血时间长、平面高、侧支循环差者，应警惕急性肾衰竭，可给予碱化尿液、利尿，必要时早期开始血液滤过或血液透析。缺血再灌注可引起组织水肿，严重时可出现骨筋膜室（骨间隔）综合征，应该及时行骨筋膜室切开减压。

推荐意见6：在无禁忌的前提下，血管重建术后均应长期口服抗血小板药物。

根据远端吻合口部位及流出道血管的条件及通畅情况应适当加用抗凝药。尤其是对于因心房颤动引起的急性外周动脉栓塞病例，长期抗凝治疗是合理的。可选择华法林或新型口服抗凝药（如利伐沙班、达比加群等）。如果联合使用抗血小板药物和抗凝药物，需特别关注有无出血风险。此外，应监测、控制血压、血糖、血脂等动脉硬化的危险因素。

第四节　深静脉血栓形成

深静脉血栓形成（deep vein thrombosis，DVT）的抗栓治疗主要包括抗凝治疗、溶栓治疗、血管介入治疗及外科血栓清除术。

一、抗凝治疗

抗凝治疗是首选治疗也是基本治疗，对于降低肺栓塞（pulmonary embolism，PE）及血栓后综合征（post-thrombosis syndrome，PTS）发生率及减缓DVT进一步蔓延、再发及死亡有重要作用。

（一）抗凝适应证

推荐意见1：对于所有明确诊断的近端DVT患者都应该接受抗凝治疗。

推荐意见2：具有高复发风险的孤立远端DVT应同近端DVT患者一样接受抗凝治疗；复发风险低者，可考虑缩短时间治疗（4～6周），甚至降低抗凝药物剂量，或者进行静脉超声进行监测。

（二）抗凝禁忌证

1. 活动性出血及高危出血风险患者。

2. 肾功能损伤患者使用维生素K拮抗剂或低分子肝素增加出血风险。

3. 近期中枢神经系统出血患者。

4. 血小板减少症（HIT）。

（三）抗凝药的选择

推荐意见3：对于不合并癌症的急性DVT患者，初始抗凝治疗推荐应用利伐沙班、达比加群酯或低分子肝素（ⅠC），长期抗凝治疗推荐应用利伐沙班或达比加群酯（ⅡB）；

推荐意见4：对于合并癌症的急性DVT患者，初始抗凝治疗推荐应用低分子肝素（ⅠB），长期抗凝治疗推荐应用低分子肝素（ⅡC）。

1. 维生素 K 拮抗剂（vitamin K antagonist，VKA）

华法林通过减少凝血因子Ⅱ、Ⅶ、Ⅸ与Ⅹ的合成等环节发挥抗凝作用。治疗初始多与肠道外抗凝药合用，建议剂量为 2.5 ~ 5 mg/d，> 75 岁及存在高危出血风险者初始剂量可进一步减低，2 ~ 3 天后开始测定 INR 值，当华法林的抗凝强度为 INR 2.0 ~ 3.0，并持续 24 小时后停用肠道外抗凝药，继续华法林治疗。

2. 肝素

（1）普通肝素：其主要作用机制是与抗凝血酶（antithrombin，AT）结合，加速 AT 对Ⅹa 因子的中和。普通肝素剂量差异较大，使用时必须监测 APTT。通常首先静脉给予 80 U/kg 负荷剂量，之后以 18 U/（kg·h）静脉泵入，以后每 4 ~ 6 小时根据 APTT 调整剂量，使其延长至正常对照值的 1.5 ~ 2.5 倍。治疗达到稳定水平后，可改为每日 1 次测定 APTT。对于每日需要应用较大剂量普通肝素（一般指剂量 > 35 000 U/d）仍不能达到治疗范围 APTT 的患者，推荐通过测定抗Ⅹa 因子水平以指导普通肝素剂量。普通肝素可引起血小板减少症，在使用 3 ~ 6 小时后注意复查血小板。HIT 诊断一旦成立，应立即停用普通肝素。一般停用 10 天内血小板数量开始逐渐恢复。肝素治疗的患者若出现严重的出血，应立即停用或减量，一般 4 小时后抗凝作用消失。严重者可用硫酸鱼精蛋白中和，硫酸鱼精蛋白注射液 1 ~ 1.5 mg 可中和 1 mg 肝素。

（2）低分子肝素：主要与 AT、Ⅹa 因子结合形成复合物发挥来抗凝作用。低分子肝素半衰期较长（约 4 小时），皮下注射使用方便，一般情况下无需监测凝血指标，HIT 发生率也显著低于普通肝素，目前已逐步取代普通肝素。临床上按体重给药，每次 100 U/kg，1 次 /12 小时。

但需要注意的是，对于有高度出血危险的患者，以及严重肾功能不全的患者，抗凝治疗应该首选普通肝素而不是低分子肝素。

（3）磺达肝癸钠：是选择性 X a 因子抑制剂。一般 5 ~ 7.5 mg 皮下注射，1 次 / 日，无需监测，但由于其消除随体重减轻而降低，对体重 < 50 kg 的患者慎用。中度肾功能不全的患者（肌酐清除率 30 ~ 50 ml/min）应减量 50% 使用。严重肾功能不全的患者（肌酐清除率 < 30 ml/min）禁用。

（4）新型口服抗凝药（new oral anticoagulants，DOCAs）：如利伐沙班为特异性地直接抑制 X a 因子，阻断了凝血酶生成的爆发而抑制血栓形成。建议给予利伐沙班 15 mg，2 次 / 日，共 3 周，此后 20 mg，1 次 / 日，至少 3 个月，并根据 DVT 的危险因素来决定长期治疗的时间。对于肌酐清除率 30 ~ 49 ml/min 的患者，应进行获益 - 风险评估。如出血风险超过 VTE 复发风险，必须考虑将剂量从 20 mg，1 次 / 天，降低为 15 mg，1 次 / 天。对肌酐清除率 15 ~ 29 ml/min 的患者应慎用。

达比加群酯：150 mg，2 次 / 天，应接受至少 5 天的肠外抗凝剂治疗后开始，注意严重肾功能不全者应禁用。

二、溶栓治疗

溶栓方式有导管引导的溶栓治疗（catheter-directed thrombolysis，CDT）及系统溶栓，目前推荐首选 CDT 溶栓，CDT 是应用溶栓导管将溶栓药物直接注入血栓部位，而系统溶栓则是全身静脉用药，相比之下 CDT 具有提高溶栓率、治疗时间短、出血量少、PTS 发生率及并发症少等优势，为临床溶栓治疗首选。

推荐意见 5：对于急性下肢近端 DVT 建议单纯抗凝治疗，优于系统性溶栓（ⅡC），优于常规导管介入溶栓（ⅡC）。

推荐意见 6：CDT 适应证：急性近端 DVT（髂、股、腘静脉）；全身状况好；预期生存期 > 1 年和低出血并发症的风险。

推荐意见 7：溶栓治疗的禁忌证：溶栓药物过敏；近期（2～4 周内）有活动性出血，包括严重的颅内、胃肠、泌尿道出血；近期接受过大手术、活检、心肺复苏、不能实施压迫的穿刺；近期有严重的外伤；严重难以控制的高血压（血压 > 160/110 mmHg）；严重的肝肾功能不全；细菌性心内膜炎；出血性或缺血性脑卒中病史者；动脉瘤、主动脉夹层、动静脉畸形患者；年龄 > 75 岁和妊娠者慎用。

三、血管介入治疗

DVT 的血管介入治疗主要包括 CDT 和经皮机械血栓清除术（percutaneous mechanical thrombectomy，PMT），PMT 通常与溶栓相结合，另外还包括机械除栓治疗。

推荐意见 8：对于下肢 DVT 患者，不推荐常规血管内治疗（ⅡbC）。

推荐意见 9：对于急性症状性髂股 DVT 患者，出血风险较低，可考虑进行血管介入治疗（ⅡaB）。

推荐意见 10：进展的股腘静脉 DVT 患者，尽管已抗凝治疗或症状严重，可考虑进行血管介入治疗（ⅡbB）。

推荐意见 11：低出血风险者中，如果出现静脉性坏疽或股青肿，应考虑血管介入治疗（ⅠB）。

四、外科血栓清除术

推荐意见 12：对于出现静脉性坏疽或青肿的患者，若存在血管内介入治疗的禁忌证，可行外科静脉血栓清除术（ⅡaA）。

推荐意见 13：以下患者可从外科血栓清除术中受益：急性髂股深静脉血栓首次发作患者；症状持续时长 < 14 天；低出血风险者；可自主活动、具有良好功能和可接受的预期寿命（ⅡbC）。

第八部分

自身免疫病相关的血管疾病

第一节　系统性红斑狼疮

系统性红斑狼疮（systemic lupus erythematosus，SLE）是自身免疫病的原型疾病，弥漫性结缔组织病的代表性疾病，病因和发病机制尚未完全明确，以产生针对细胞核成分的多种自身抗体，多系统、多器官受累，而出现多种临床表现为特征的一种疾病，有极高的异质性。临床表现多样化，病程迁延反复，预后差别较大。

一、发病率

世界各地该病的发病率有所不同，大致为 1.8/10 万 ~ 7.6/10 万。存在明显的种族和地区差异性，目前已基本肯定黑人的 SLE 患病率和发病率明显高于白人（3 ~ 4 倍）。SLE 以生育期（15 ~ 55 岁）女性发病占大多数，女男发病之比可高达 13∶1，平均 9∶1，65 岁后发病率明显下降。

二、临床表现

SLE 的基本病理改变是血管炎，涉及全身各个脏器系统，因人体本身就是由一个丰富复杂的巨大血管树所组成，各个脏器系统正常运转均离不开血管——动静脉的供血营养支持。SLE 的发病机制为 T/B 淋巴细胞相互作用，导致炎细胞因子及抗原 - 抗体免疫复合物沉积血管壁，激活补体系统，造成血管内皮细胞损伤引起血管炎症，从而导致各种器官损害，引发一系列病变所致。最常见的脏器为肾、皮肤、关节、肌肉、消化道、肺、神经和血液系统等。下面简要介绍几个重要脏器病变的表现。

（一）SLE 的皮肤病变

SLE 血管炎最常损害的组织就是皮肤，原因是全身皮肤血管丰富，有一半以上的 SLE 患者出现皮肤血管炎，一般为小血管和毛细血管，出现各种各样的皮疹，如斑疹、丘疹、斑丘疹、溃疡等。特征性的皮疹如蝶形红斑、盘状红斑、甲周红斑、网状青斑、冻疮样皮疹、光过敏、口腔溃疡、脱发、雷诺现象等，临床表现多种多样，与其血管损害的部位深浅和严重程度有关。常见活检病理类型为白细胞破碎性血管炎。

（二）SLE 的关节、肌肉系统病变

关节、肌肉系统病变是 SLE 最常累及的系统，53%～95% 的患者会出现关节炎或关节痛，几乎累及全身所有的关节。肌肉酸痛，肌无力等。而缺血性骨坏死是 SLE 致残的主要原因。

（三）SLE 的消化系统病变

SLE 对整个胃肠道均有影响，包括：食管、胃、十二指肠、胰腺和下消化道，可在病程的不同时期出现症状，有时隐匿起病，有时呈急腹症样发作，可以发生恶心、呕吐、腹痛、腹泻、出血和发热等表现。患者若出现急腹症的症状和体征时，首先要考虑肠系膜血管炎的可能，肠系膜血管炎可引起肠腔黏膜的水肿、溃疡、穿孔、出血

等，检查依靠 CT，特征表现为肠壁增厚、靶征、阶段性肠管扩张、肠系膜脂肪密度降低等征象。胰腺炎和蛋白质丢失性肠病不少见，尤其后者是肠道慢性血管炎的一种表现。

（四）SLE 的肾病变

肾包括肾小球和肾小管，肾小球是由入球动脉和出球动脉及其分支血管团组成，故 SLE 的肾损害很常见，是 SLE 的主要靶器官，几乎所有的 SLE 患者均有肾病变，累及双侧肾小球为主又称狼疮肾炎，有临床表现者占 75%，没有临床表现的患者死后尸解发现也有病理改变，所以肾受累达到 100%。临床表现轻重不一，从没有临床症状的单纯尿液检查异常到典型的肾炎或肾病综合征，甚至肾衰竭。表现常为血尿、蛋白尿、肾衰竭、高血压等。肾小管受累后的表现为肾小管功能异常和间质性肾炎。故而把 SLE 肾血管受累分为两种类型，最常见的为毛细血管炎，即以上谈到的常见临床表现为狼疮肾炎的部分，是最基本的血管损害，另一类型为累及肾的大血管如肾动脉的类似于坏死性血管炎的损害，此损害以高血压为表现的居多。

（五）SLE 的心脏病变

SLE 的心脏病变常见，但是相对于皮肤、黏膜和关节、肌肉以及肾，相对少见，然而更能体现血管受累的特性。可累及心脏的各个部分，包括心包、心肌、心内膜、瓣膜、传导系统及冠状动脉等。以心包炎、少到中等量的心包积液最常见。SLE 合并心脏损害的发生率临床报道很不一致，国内报道为 54% ~ 87%，国外报道为 52% ~ 98%[114]，与研究者对心脏损害的定义有关。一般认为，超过 50% 的 SLE 患者累及心脏时属无症状型[114]，心包受累达 60%

左右[114]，而 UCG 检查也显示 22% ~ 54% 的 SLE 患者存在心包病变[114]。无症状的心包炎较有症状的心包炎在临床上更为普遍。1300 例 SLE 患者的荟萃分析显示，心包填塞的发生率 < 1%[114]。SLE 心肌损害的发生率高达 63%[114]。SLE 病变可累及心脏内膜，最具有特征的是疣状心内膜炎（libman-sacks endocarditis）。病变好发于二尖瓣，其次为主动脉瓣，三尖瓣相对少见，造成瓣膜炎症、增厚和纤维化，导致瓣膜狭窄和关闭不全。尸检证实瓣膜受累的发生率为 15% ~ 60%，心脏所有瓣膜在 SLE 患者均可累及，其中以主动脉瓣关闭不全最为常见，二尖瓣脱垂和二尖瓣关闭不全也比较常见。SLE 患者冠状动脉也常受累，多为冠状动脉炎，是最能直接反应 SLE 血管受累的直接证据，心电图表现为 ST-T 缺血性改变。不同于常见的冠心病，仅有少部分患者出现心肌梗死或心绞痛等临床症状，且多在 SLE 活动期症状明显，常为女性，甚至是青年人。高血压在 SLE 中也常见，多数与 SLE 对肾的损害和激素治疗有关。SLE 尚可合并肺动脉高压，表现为胸闷、气短、呼吸困难、干咳、胸痛等症状，其发生机制尚不清楚。

三、诊断

SLE 诊断较困难，有多系统受累表现及自身免疫的证据，应警惕 SLE 可能，在美国风湿病学会（American College of Rheumatology，ACR）1997 年系统性红斑狼疮（SLE）分类标准的基础上，2009 年，系统性红斑狼疮国际临床协助组（Systemic Lupus International Collaborating Clinics，SLICC）对 SLE 的分类标准做了新的修订（表 8-1）。

表 8-1　SLICC 关于 SLE 的分类标准

临床标准	免疫学标准
1. 急性或亚急性皮肤型狼疮	1. ANA 阳性
2. 慢性皮肤型狼疮	2. 抗 ds-DNA 抗体阳性（ELISA 方法需 2 次阳性）
3. 口鼻部溃疡	3. 抗 Sm 抗体阳性
4. 脱发	4. 抗磷脂抗体阳性：狼疮抗凝物阳性，或梅毒血清学实验假阳性，或中高水平阳性的抗心磷脂抗体，或 β2- 糖蛋白 I 阳性
5. 关节炎	5. 补体降低：C3、C4 或 CH50
6. 浆膜炎：胸膜炎和心包炎	6. 直接抗人球蛋白实验（direct Coombs test）阳性（无溶血性贫血）
7. 肾病变：24 小时尿蛋白 > 0.5 g 或有红细胞管型	
8. 神经病变：癫痫、精神障碍、多发性单神经炎、脊髓炎、周围神经或脑神经病变、急性精神混乱状态	
9. 溶血性贫血	
10. 至少一次白细胞减少（< 4×10^9/L）或淋巴细胞减少（< 1×10^9/L）	
11. 至少一次血小板减少（< 100×10^9/L）	

确诊标准：1. 满足上述 4 项标准，包括至少 1 项临床标准和 1 项免疫学标准；或 2. 肾活检证实狼疮肾炎，同时 ANA 阳性或抗 ds-DNA 抗体阳性。

四、鉴别诊断

（一）类风湿关节炎

一些 SLE 发病初期出现关节炎时，需要鉴别，类风湿关节炎（rheumatoid arthritis，RA）是慢性进行性的多以手的小关节的关节炎为主，晨僵≥1 小时，发病的 2 年内为治疗黄金期，易造成关节畸形，一般会出现抗角蛋白抗体（anti-keratin antibody，AKA）、抗核周因子（antiperinuclear factor，APF）、抗环状瓜氨酸（cyclic citrullinated peptied，CCP）、类风湿因子（rheumatoid factors，RF）等抗体，SLE 的关节炎一般不会出现骨质破坏，很少造成畸形，加之 Sm 抗体、ds-DNA 抗体会进一步支持 SLE 的诊断。

（二）各种皮炎

一些常见的皮疹，如湿疹、真菌感染的癣、日光性皮炎、牛皮癣等，需要与 SLE 的皮疹鉴别。

（三）原发性肾小球肾炎

可以表现为蛋白尿、血尿、氮质血症等，与狼疮肾炎表现一致，但肾小球肾炎不会出现 SLE 的特征性抗体，且除肾炎表现外尚存在其他一些 SLE 的临床表现，故鉴别不难。

（四）原发性血小板减少性紫癜

以血小板低伴紫癜为主要表现，不具备其他系统损害，也不出现多种自身抗体，骨穿检查为血小板增生低下。

五、治疗

系统性红斑狼疮由于临床谱广泛，所累及的系统、脏器不同，治疗方案不同，根据病情活动度分为轻型 SLE

和重症 SLE，以及病情程度介于两者之间的中度 SLE。

（一）非药物治疗

不管哪一型 SLE 的非药物治疗方案都是相同的，大致涉及：

（1）心情管理：正确认识该病，不再是不死的癌症，患病后要了解 SLE 患者的 5 年生存率为 95%，10 年生存率为 90%，20 年生存率达 80%，目前是可控可治的疾病，树立战胜疾病的信心，正确遵医嘱，定期随访，不得自作主张随意减停药，避免过度劳累。

（2）防晒：由于日光中的紫外线是 SLE 发病的一大病因，所以该病患者应该做到比正常人更严密的防晒，尤其是夏天，避免皮肤直接暴露，避免日光浴。

（3）避免一些食物和药物：如含补骨脂类的食物、无花果、欧芹、菌类等，避免一些能引起狼疮样症状的药物[115]，如抗心律失常的普罗帕酮、普鲁卡因酰胺，抗高血压的肼苯哒嗪、β 受体阻滞剂、ACEI，抗精神病的氯丙嗪和锂盐，卡马西平和苯妥英钠，抗菌药异烟肼、米诺环素和呋喃妥因，降血脂的辛伐他汀，治疗甲状腺功能亢进的丙硫氧嘧啶等。

（4）治疗影响疾病预后的因素：如控制高血压和防治感染。

（二）药物治疗

1. 轻型 SLE　没有明显内脏受累，仅表现为关节炎、皮肤黏膜病变（光过敏，皮疹或口腔溃疡，轻度浆膜腔积液）。药物包括：

（1）非甾体类抗炎药（NSAIDs）：如双氯芬酸钠、美洛昔康等可用于控制关节炎。

（2）硫酸羟氯喹：0.2 ~ 0.4 g/d，可用于控制皮疹和光过敏，用药超过半年者，需监测眼底色素沉着情况。

（3）激素：对上述用药效果欠佳的可给予小剂量激素，≤10 mg/d，也可局部涂激素类膏剂。

（4）硫唑嘌呤、甲氨蝶呤：在必要也可选用。

2. 重型 SLE　治疗分 2 个阶段，诱导缓解和维持缓解，诱导缓解阶段目标是尽快控制病情，减少对器官损害，用药积极，但不能过度，否则会招致感染，甚至是致命的感染。用药包括：

（1）大剂量激素或激素冲击治疗：如甲泼尼龙 500 ～ 1000 mg/d，连用 3 天，5 天后可以重复，冲击后恢复至 1 ～ 1.5 mg（kg·d）。

（2）环磷酰胺：对于狼疮肾炎和血管炎疗效显著，每个月 0.5 ～ 1 g/mm²，不良反应主要为白细胞减少和出血性膀胱炎，故用药前必须查血常规，白细胞 ≤3 × 10⁹/L 时慎用。

（3）吗替麦考酚酯：用法 1 ～ 2 g/d，分 2 次，随着剂量增加感染的机会也增加。

（4）环孢素 A：针对血液系统受累中血小板减少，激素反应不佳，可选用。

（5）生物制剂、激素和免疫抑制剂治疗效果不好时：可选用利妥昔单抗（rituximab，美罗华）、注射用重组人 Ⅱ 型肿瘤坏死因子受体 - 抗体融合蛋白（益赛普）、托珠单抗（tocilizumab，雅美罗）、白细胞介素 -2（IL-2）等。

3. SLE 与妊娠　大多数的 SLE 患者在病情控制后是能结婚生育的，条件是，病情控制 1 年以上，无重要脏器受累，停用免疫抑制剂（环磷酰胺、甲氨蝶呤、吗替麦考酚酯等）半年以上，激素剂量在 10 mg/d 以下。怀孕后一定要在产科和免疫风湿科医生的病情监测下，病情变化应及时调整用药，可适当加大激素用量，以泼尼松为首选，不选地塞米松或倍他米松，因其可透过胎盘。

六、预后

SLE 曾被认为是一种急性致死性疾病，在 20 世纪 50 年代，其 5 年生存率仅为 25%，被人们视为不治之症。随着对其发病机制的不断认识，病死率逐年下降，预后明显改善，目前 5 年生存率达到 95%。我国 SLE 患者的生存率已接近发达国家水平，很多 SLE 患者过上了正常人的生活，建立家庭，生儿育女，同享天伦之乐。但是 SLE 仍然是危害人类健康乃至生命的严重疾病，其主要死因包括感染、肾衰竭、心力衰竭、消化道出血和中枢神经损害等，而感染常居于首位，心血管并发症已成为另一重要死因。有报道 SLE 患者死于冠心病的风险性增高 9 倍。

第二节　类风湿血管炎

一、定义

类风湿关节炎（rheumatoid arthritis，RA）是一种以慢性进行性关节病变为特征的自身免疫疾病，主要表现为对称性炎性多关节炎，常伴有骨质破坏和骨侵蚀，亦可出现发热、贫血、血管炎、肺部病变等多种关节外的全身表现，是一种系统性疾病。

类风湿血管炎（rheumatoid vasculitis，RV）是类风湿关节炎的基础病理之一，也是类风湿关节炎的一种少见但严重的并发症[116]。其发病率为 1% ~ 5% 不等，5 年病死率高达 40% 左右，中位生存期仅 32 个月。类风湿血管炎多数没有临床症状，严重时可出现皮肤溃疡、内脏血管炎等表现，可导致死亡。

二、临床表现

RV 常发生于长病程、血清学阳性、病情较重或未控制的类风湿关节炎患者。虽然 RA 好发于女性，但 RV 在男性患者中更常见。RV 是一种系统性血管炎，可累及全身所有的血管，临床表现多种多样，具有较强的异质性[117, 118]。

（一）皮肤表现

90% 的患者可出现皮肤受累表现，以甲襞梗死最常见，还可表现为皮肤溃疡、可触及性紫癜、坏疽性脓皮病、肢端缺血等（图 8-1）。不同于动脉粥样硬化所致的溃疡病变，RV 的溃疡多发生于足背或近踝关节处。

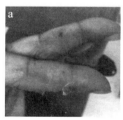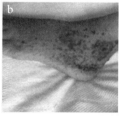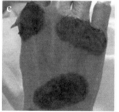

图 8-1 RV 的皮肤表现

［引自 Kishore S，et al.Rheumatoid asculitis：a diminishing yet devastating menace. Curr Rheumatol Rep，2017，19（7）：39.］

（二）周围神经病变

40% ~ 50% 的 RV 患者可出现血管炎性神经病变，累及周围神经、中枢神经等，其中以周围神经病变最多见，临床表现以末梢感觉神经病和严重的感觉运动神经病（多发性单神经炎）较为常见。出现多发性单神经炎的患者除感觉异常之外，还可表现为无力（如足下垂等）。

（三）眼部受累

近 16% 的 RV 患者主要表现为眼部症状，以巩膜炎较为常见，严重者可出现溃疡性角膜炎，导致失明。

（四）内脏血管病变

内脏血管受累相对少见，但一旦受累，常危及生命。RV 可累及多种内脏血管，但阑尾、胆囊、睾丸受累较少见。内脏血管炎累及脑动脉，可出现短暂性脑缺血发作、晕厥、癫痫性惊厥等；累及冠状动脉，可发生缺血性心脏病、心肌炎、心包炎、充血性心力衰竭和心肌梗死等；累及肺血管，可出现肺泡出血等；累及肾动脉，可出现间质性肾炎、肾衰竭表现；累及胃肠道血管，可引起溃疡、穿孔、出血等。

三、诊断

（一）诊断要点

1. RV 的诊断需建立在 RA 诊断明确的基础上，主要依靠临床表现、实验室化验、影像学检查或者受累器官组织活检等手段。

2. 尤其是血清阳性的 RA 患者，需警惕 RV 的发生。

3. 应排除其他疾病。

（二）体格检查

重视皮肤、眼科、神经系统等查体。

（三）常规检查

1. 血尿便常规、肝肾功能、电解质、血生化。

2. 红细胞沉降率、C 反应蛋白、IgG、IgA、IgM、补体 C3、C4、蛋白电泳。

3. X 线胸片、腹部超声、超声心动图、心电图。

（四）辅助检查

1. 类风湿因子（RF）、抗环状瓜氨酸（CCP）抗体、抗核周因子抗体、抗角蛋白抗体、抗 MCV 抗体、ANCA。

2. HBV、HCV、HIV。

3. 关节 X 线平片、关节超声。

4. 关节腔穿刺术：关节液检查（如 RF、抗 CCP 抗体等）。

5. 血管超声、血管造影、肌电图、甲皱微循环、眼科检查等。

6. 受累组织 / 器官活检：皮肤活检、肌肉活检、神经活检。

四、鉴别诊断

目前尚无特异的诊断标准或诊断标志物，其作为一种系统性血管炎，应注意与其他系统性血管炎相鉴别，如乙肝相关的结节性多动脉炎、冷球蛋白血症、ANCA 相关血管炎等。此外，还应注意与其他疾病引起的血管炎表现相鉴别，如糖尿病、感染、动脉粥样硬化、药物反应[118]。

五、治疗原则

积极治疗是首要原则，目前针对 RV 的治疗仍以经验性治疗为主。近年来，生物制剂的出现给 RV 的治疗带来了新的希望，使 RV 患者病情得到明显改善。

（一）传统治疗

有报道表明，静脉应用环磷酰胺和大剂量甲泼尼龙对 RV 的治疗有效。此外，考虑 RV 多与疾病活动或病情较重相关，因此持续应用抗风湿药物（DMARDs）（硫唑嘌呤、甲氨蝶呤、来氟米特、羟氯喹等）有效控制病情，对

RV 的治疗也有一定效果。

（二）抗肿瘤坏死因子 -α 抑制剂

肿瘤坏死因子（tumor necrosis factor-α，TNF-α）是类风湿关节炎发病过程中非常重要的细胞因子，其抑制剂可有效改善患者整体病情，减轻关节症状，同时控制血管炎表现。需要指出的是，在肿瘤坏死因子 -α 抑制剂的临床实验中有诱发 RV 的报道，故其对血管炎的治疗作用尚存在一定争议。

（三）利妥昔单抗

利妥昔单抗（美罗华）可用于治疗严重的 RV 患者或上述治疗无效时。

（四）静脉用免疫球蛋白

严重的 RV 患者或上述治疗无效时，使用静脉用免疫球蛋白也有一定疗效。

（五）其他

阿巴西普、曲妥珠单抗（trastuzumab，赫赛汀）用于治疗 RV 也有个案报道。

第三节　痛风

一、定义

痛风（gout）是嘌呤代谢紊乱所引起的一组疾病，临床表现为高尿酸血症、反复发作的急性痛风性关节炎、痛风性肾病和痛风石，严重者可出现关节畸形或尿酸性尿路结石。痛风患者常伴有肥胖、2 型糖尿病、高脂血症、高血压、动脉硬化和冠心病等。本病好发于男性，育龄期女性较罕见，随着年龄增加女性患病率明显增加。血尿酸浓度与痛风发生及痛风发作年龄密切相关。既往研究表明，血尿酸浓度超过 10 mg/dl 时痛风的发生率为 30.5%，而血尿酸低于 7 mg/dl 时痛风发生率仅 0.6%[119]。

二、临床表现

痛风自然病程分为无症状期、急性关节炎期、间歇期和慢性关节炎期 4 个阶段。

（1）无症状期仅有血尿酸波动或持续升高，可长达数年至数十年。

（2）急性关节炎常是痛风的首发症状，多以单关节炎受累起病，继而累及多个关节，第一跖趾关节是最常受累关节，其次为足底、踝、足背等部位，近年研究发现，其他非典型部位如上肢小关节等痛风发生率明显增加，老年女性甚至可出现多关节炎。痛风关节炎发作前常有劳累、酗酒、进食富含嘌呤食物等诱因，关节疼痛剧烈，常在夜间痛醒而难以忍受，发作数小时内即可出现关节红、肿、热及明显压痛，关节肿胀，伴发热、白细胞增高、红细胞沉降率增快等全身症状和体征。

（3）间歇期患者无明显临床症状，数月甚至数年后可再次发作，发作越多病情越重。

（4）未经治疗或治疗不规则的患者，尿酸盐可在软骨、滑膜、肌腱和软组织中沉积形成痛风石。这是慢性关节炎期的特征性表现，过多的痛风石可引起关节功能毁损、关节畸形。

痛风最常受累脏器为肾。痛风患者尿酸盐在肾间质组织沉积引起痛风性肾病，早期可表现为间歇性蛋白尿和镜下血尿，随后出现持续性蛋白尿、夜尿增多等，晚期发展为慢性肾功能不全。大量尿酸盐结晶可堵塞肾小管等引起少尿、无尿，不及时处理可迅速发展为急性肾衰竭。痛风患者还可形成尿酸性肾结石，较大的结石可引起肾绞痛、血尿、尿路感染等。

三、诊断

2015 年，欧洲抗风湿病联盟 / 美国风湿病学会（EULAR/ACR）发布了新的痛风分类诊断标准[120]，对于发作关节、滑囊或痛风结节中未找到尿酸盐结晶者，分别从临床特点、实验室检查和影像学表现三方面进行评估，当得分达到 8 分时可诊断为痛风。

1. 临床特点

（1）受累关节：累及踝关节或足中段的单关节炎或寡关节炎（1 分）；累及第一跖趾关节的单关节炎或寡关节炎（2 分）。

（2）发作时关节特点（每符合 1 项得 1 分，共 3 分）：受累关节表面发红；受累关节明显触痛或压痛；受累关节活动受限。

（3）发作时间特点（符合 3 项中 2 项，若有 1 次典型发作得 1 分，反复典型发作得 2 分）：24 小时内疼痛达峰值；14 天内疼痛缓解；2 次发作间期疼痛完全缓解。

（4）痛风石（4 分）：见于耳郭、关节、双肘鹰突滑囊、指腹、肌腱的皮下结节，表面皮肤菲薄且覆有较多血管，皮肤破溃后可向外排出粉笔屑样尿酸盐结晶。

2. 实验室检查

（1）血尿酸水平（发作间期未行降尿酸治疗时血尿酸的最高值）：血尿酸 < 4 mg/dl 时得 –2 分，血尿酸为 6 ~ 8 mg/dl 时得 2 分，血尿酸为 8 ~ 10 mg/dl 时得 3 分，血尿酸 ≥10 mg/dl 时得 4 分。

（2）发作关节及滑囊滑液：若尿酸盐为阴性则得 –2 分。

3. 影像学表现

（1）尿酸盐沉积的影像学表现（符合 2 项中任意 1 项得 4 分）：超声有双边征；双能 CT 有尿酸盐沉积。

（2）痛风关节损害影像学表现（4 分）：X 线显示手足至少 1 处骨侵蚀。

4. 其他辅助检查

（1）血尿常规、尿 pH、尿蛋白、肾小管功能、肝肾功能、血糖、血脂、红细胞沉降率、CRP、HLA-B5801。

（2）腹部 X 线平片，双肾 B 超。

四、鉴别诊断

本病以关节症状为主要临床表现，急性关节炎应注意与假性痛风、羟磷灰石沉积症、类固醇结晶关节炎、化脓性关节炎、类风湿关节炎、创伤性关节炎、血清阴性脊柱关节病等鉴别。

五、治疗原则

2012 年，美国风湿病学会发布了"2012 ACR 痛风治疗指南"，针对镇痛、抗炎、痛风性关节炎发作、降尿酸及慢性痛风石治疗等方面提出了建议[121, 122]。

（一）饮食控制

1. 减少乙醇（酒精）摄入，特别是啤酒、白酒和烈性酒，包括葡萄酒，避免酗酒，疾病活动期的患者需戒酒。

2. 限制短时间内大量摄入富含嘌呤食物，限制富含嘌呤的肉、海鲜等，推荐低脂、脱脂乳制品及蔬菜。

（二）一般治疗

包括减肥、降血脂、控制血压和血糖，停用影响尿酸排泄药物如利尿剂等。急性活动期应注意休息，受累关节制动。每日饮水应大于 2000 ml。碱化尿液，可予以碳酸氢钠使尿 pH 维持在 6 ~ 7 之间。

（三）急性痛风性关节炎的治疗

1. **基本原则** 应在发病 24 小时之内开始接受药物治疗，急性期一般不进行降尿酸治疗，但若在降尿酸治疗过程中出现急性痛风性关节炎发作，则不需要暂停降尿酸药物。对于轻 / 中度发作累及单个或几个小关节者，推荐单药控制；对于重度急性多关节炎者，推荐秋水仙碱联合非甾体类抗炎药或糖皮质激素及关节腔内注射糖皮质激素等方法。

2. **非甾体类抗炎药（non-steroidal anti-inflammatory drugs，NSAIDs）** 推荐足量服用 NSAIDs 控制，直至急性关节炎完全缓解，对于传统 NSAIDs 不耐受的可应用 COX-2 抑制剂如塞来昔布等，但风险 / 效益比不明确，对于肝肾功能异常的患者应酌情减量，并监测血肌酐水平。

3. **秋水仙碱** 指南推荐发作 36 小时内服用，目前倾向于小剂量治疗，即起始剂量 1.2 mg，1 小时后再服用 0.6 mg，12 小时后按照预防性抗炎（0.6 mg 每日 1 次或 0.6 mg 每日 2 次）直至症状完全缓解。中、重度肾功能不全者须减量，并监测血肌酐水平。

4. **糖皮质激素** 1 ~ 2 个大关节炎受累者可考虑关节腔内注射糖皮质激素，多关节受累或关节位置不适合接受关节腔注射、肾功能不全者可考虑口服、静脉或肌内注射糖皮质激素。推荐剂量：关节腔注射应视关节大小而定，也可配合口服糖皮质激素、秋水仙碱及 NSAIDs；肌内注射推荐曲安奈德 60 mg，可与口服糖皮质激素配合使用；口服泼尼松推荐 0.5 mg/kg/d，足量服用 5 ~ 10 天立即停药或足量服用 2 ～ 5 天后逐渐减量，7 ～ 10 天后停药。

5. 其他药物　部分生物制剂如白介素 -1 抑制剂等开始试用于难治性痛风性关节炎，但疗效尚不确定。

（四）降尿酸治疗

1. 目标及原则　痛风患者血尿酸应控制在 6 mg/dl 以下，有痛风石的患者血尿酸应控制在 5 mg/dl 以下。推荐黄嘌呤氧化酶抑制剂（XOI）别嘌醇和非布司他（Febuxostat）为首选用药，若存在 XOI 禁忌则可换用促尿酸排泄药，但肌酐清除率 < 50 ml/min 者不宜应用。

2. 减少尿酸生成　别嘌醇推荐初始剂量不超过 100 mg/d，CKD 4 期以上者应不超过 50 mg/d，每 2 ～ 5 周渐加量，肾功能不全患者在规律监测下同肾功能正常者，维持最大剂量可超过 300 mg/d，使血尿酸降至目标值以下。建议用药前筛查 HLA ～ B5801，最大剂量可达 800 mg/d。非布司他是新型抑制尿酸合成药物，可用于肝肾功能受损者，起始剂量可为 40 mg/d，甚至更小，2 周后可加至 80 mg/d。

3. 促进尿酸排泄　单药治疗首选丙磺舒。其他包括非诺贝特和氯沙坦，但不推荐用这两种药单药降尿酸。尿结石病史为此类药物禁忌证、且肌酐清除率 < 50 ml/min 时不宜将丙磺舒作为一线用药。因可引起肝功能衰竭，指南未推荐苯溴马隆降尿酸治疗。

（五）预防急性痛风发作

开始降尿酸治疗时应适当进行抗炎治疗，预防血尿酸下降过程中痛风性关节炎再次发作。尤其是对于有痛风活动征象者［体检发现痛风石，近期急性痛风发作，慢性痛风性关节炎和（或）血尿酸水平未达标］用药持续 6 个月或持续至血尿酸达标后 3 个月（无痛风石者）或 6 个

（有痛风石者）。预防发作首选秋水仙碱（0.5/0.6 mg，每日1次或2次，肾功能不全者应酌情减量）或口服小剂量NSAID。上述药物禁忌或不耐受者可予以糖皮质激素，泼尼松≤10 mg/d。

（六）血尿酸达标后长期维持治疗方案

痛风症状、体征消失，血尿酸达标后仍应坚持所有饮食、生活方式及药物干预，定期监测血尿酸水平及药物不良反应，以保证血尿酸长期维持在目标值以下。

第四节　白塞病

一、定义

白塞病（Behcet's disease，BD），又称为贝赫切特综合征，是一种病因未明的慢性复发性血管炎性疾病，以口腔溃疡、生殖器溃疡、眼炎和皮肤病变为主要特征，并可累及全身任何大小和类型的血管，属于系统性血管炎。白塞病好发于青壮年人，发病有明显的地域特点，在我国、土耳其及东地中海地区广泛分布，又被称为"丝绸之路病"。北京大学人民医院风湿免疫科既往的研究证实，该病在我国的患病率为0.01%[123]。

二、临床表现

白塞病临床表现多样，以口腔溃疡、生殖器溃疡和眼炎为主要特征，被称为典型的白塞病三联征。大多数患者以反复口腔溃疡为首发症状，通常每年发作3次以上，溃疡较深、较大，成片出现，口、唇、颊黏膜、咽喉都可以受累。也有部分患者首先出现外阴溃疡，男性主要表现为阴囊溃疡，而女性累及阴唇、阴道和子宫颈。眼部是白塞病的主要致残器官，可出现葡萄膜炎甚至眼底出血等，眼炎反复发作可造成严重的视力障碍甚至失明。白塞病常见皮肤病变为结节性红斑及丘疹、脓疱，其关节表现多为非侵蚀性寡关节炎，也可累及骶髂关节。

白塞病也可累及各个脏器。胃肠道表现为腹痛、腹泻、便秘、便血、溃疡穿孔引起的突发剧烈腹痛等。神经系统损害是白塞病的严重并发症之一，主要表现为头痛、头晕、意识障碍、精神异常、脑膜刺激征、癫痫、下肢乏力、麻木、感觉障碍等。白塞病血管病变最常见表现是静脉血栓形成，动脉受累可形成动脉瘤，常见于主动脉、腹主动脉和胸主动脉，肾动脉狭窄可致肾性高血压，心脏血管受累可出现心悸、心绞痛、心律失常等[118]。

三、诊断

（一）诊断要点

1. 反复口腔溃疡   1 年内反复发作 3 次。有医生观察到或患者诉说有阿弗他溃疡。

2. 反复外阴溃疡   有医生观察到或患者诉说外阴部有阿弗他溃疡或瘢痕。

3. 眼部病变   前和（或）后葡萄膜炎，裂隙灯检查时玻璃体内有细胞出现或由眼科医生观察到视网膜血管炎。

4. 皮肤病变   由医生观察到或患者诉说的皮肤结节性红斑、假性毛囊炎或丘疹性脓疱；或未服用糖皮质激素的青春期后患者出现痤疮样结节。

5. 针刺试验阳性   以无菌 20 号或更小针头斜行刺入皮内，24 ～ 48 小时观察到针刺部位出现小脓疱视为阳性。

有反复口腔溃疡并有其他 4 项中 2 项以上者，可诊断为本病，但需除外其他疾病[124]。

（二）常规检查

血尿便常规、便潜血、肝肾功能、电解质、血生化；红细胞沉降率、C反应蛋白、IgG、IgA、IgM、补体C3、C4、蛋白电泳、T3、T4、TSH；X线胸片、腹部超声、超声心动图、心电图。

（三）辅助检查

抗核抗体谱、抗主动脉内皮细胞抗体（anti-aortic endothelial cell antibody, AECA）、HLA-B51；皮肤活检（必要时）；眼科检查；关节超声、骶髂关节CT、头颅CT或MRI；脑脊液检查；肌电图；胃镜、肠镜、胶囊内镜；主动脉CTA、外周动静脉血管超声、颅内动静脉核磁血管造影；皮肤针刺试验。

四、鉴别诊断

本病以某一系统症状为突出表现者易误诊为其他疾病。以关节症状为主要表现者，应注意与类风湿关节炎、脊柱关节炎等鉴别；皮肤黏膜损害应与多形性红斑、结节红斑、梅毒、Sweet综合征、病毒感染、HIV、系统性红斑狼疮、寻常性痤疮、热带口疮等相鉴别；胃肠道受累应与克罗恩病、溃疡性结肠炎、肠结核等鉴别；神经系统损害与感染性、变态反应性脑脊髓膜炎、脑脊髓肿瘤、多发性硬化、精神病相鉴别；血管受累需与大动脉炎、巨细胞动脉炎、血栓闭塞性脉管炎等相鉴别。

五、治疗原则

（一）一般治疗

急性活动期，应卧床休息。发作间歇期应注意预防复发。应注意漱口，控制口、眼部感染，避免刺激性食物。

（二）药物治疗

白塞病治疗药物包括糖皮质激素、免疫抑制剂及生物制剂等，具体治疗可参考欧洲抗风湿病联盟（EULAR）的白塞病诊疗指南[125]。

表 8-2　EULAR 关于白塞病的诊疗推荐意见（2018 版）

病变	治疗推荐
皮肤黏膜	1. 局部激素、秋水仙碱首选，在结节性红斑和生殖器溃疡 2. AZA、THA、IFN-α、TNFi、阿普斯特可用于部分病例
眼病	1. 任何累及眼后节者需选 AZA、CysA、IFN-α、TNF 单抗 2. 使用激素时必须加用 AZA 或其他免疫抑制剂
血管	1. 急性深静脉血栓：激素 +AZA、CTX、CysA 2. 反复深静脉血栓：TNF 单抗，出血风险低且除外肺动脉瘤后加抗凝治疗 3. 肺动脉瘤：大剂量激素 +CTX；复发者：TNF 单抗，手术风险大 4. 其他动脉瘤：先药物：激素 +CTX；有症状者：手术或支架
肠道	1. 穿孔、大出血和梗阻时，应该手术 2. 激素 +5- 氨基水杨酸，严重者：TNF 单抗 ± 沙利度胺
关节	首选秋水仙碱（1 ~ 2 mg），复发者：AZA、IFN-α、TNFi
神经	1. 脑实质病变：大剂量激素 + 免疫抑制剂（避免 CysA） 2. 病变严重者可首选 TNF 单抗 3. 大脑静脉血栓：大剂量激素 + 短期抗凝，同时筛查外周血管

注：AZA，硫唑嘌呤；THA，沙利度胺；IFN-α，干扰素 -α；TNFi，肿瘤坏死因子抑制剂；CysA，环孢素；CTX，环磷酰胺

（三）外科治疗

消化性溃疡穿孔患者需要急诊手术治疗。动脉瘤、瓣膜病变、继发性青光眼、交感性眼炎等需要考虑手术治疗。

第五节 抗中性粒细胞胞质抗体相关性血管炎

一、定义

抗中性粒细胞胞质抗体相关性血管炎（antineutrophil cytoplasmic antibody associated vasculitis，AAV）是一类坏死性血管炎，主要侵犯小血管，与髓过氧化物酶（myeloperoxidase，MPO）-ANCA 或蛋白酶3（protease-3，RP3）-ANCA 相关。主要有以下三种疾病组成：

（1）肉芽肿性多血管炎（granulomatosis with polyangiitis，GPA）：顾名思义是一种坏死性肉芽肿性多血管炎。

（2）显微镜下多血管炎（microscopicpolyangiitis，MPA）：是一种非肉芽肿性坏死性血管炎。

（3）嗜酸性肉芽肿性多血管炎（eosinophilic granulomatosis with polyangiitis，EGPA）则是一种富含嗜酸细胞的坏死性肉芽肿性血管炎。

二、临床表现

从临床表现来看，EGPA、GPA 和 MPA 三者有很多共同的特点，尤其在肺上都可以出现肺部浸润、弥漫性肺泡出血和胸膜炎等。但在肺以上的呼吸道病变上，三种疾病的表现又各不相同：如哮喘和鼻息肉为 EGPA 所特有，同属肉芽肿性血管炎的 EGPA 和 GPA，它们可以出现鼻窦炎、中耳炎及其导致的传导性耳聋。而某些眼、耳、鼻、喉的症状则是 GPA 所特有：如突眼和泪腺炎，感音性耳聋，口腔和鼻黏膜溃疡，鼻中隔穿孔、鞍状鼻，声门下狭窄、气管内狭窄，以及支气管发育不良等，出现这些表现要考虑 GPA[126]（图8-2）。了解这些表现对 AAV 的鉴别诊断有很大帮助。

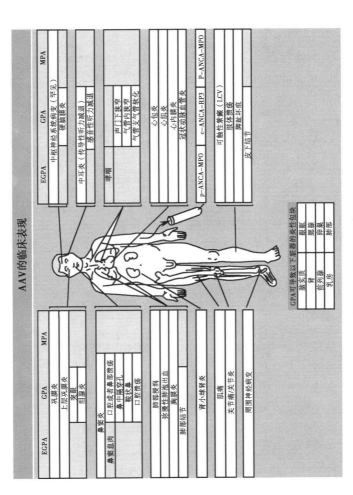

图 8-2   AAV 的临床表现

三、诊断

（一）分类标准

AAV 的诊断迄今尚无统一标准，目前具有较好临床参考价值的是 2007 年欧洲药品管理局（EMA）推出的分类流程。EMA 的分类流程是在 1984 年 Lanham 的 EGPA 诊断标准和 1990 年美国风湿病学会（ACR）的 GPA 和 MPA 分类标准基础上，引入了上呼吸道、下呼吸道和肾血管炎替代标记的概念，使得临床上经常容易混淆的 GPA 和 MPA 得以轻易分开（图 8-3）。EMA 关于 AAV 的分类流程基于以下理念[127]：首先确定有分类标准的 EGPA 和 GPA，其次看是否符合 MPA。

第一步，套用 Lanham 或 ACR 的标准看是否符合 EGPA。

第二步，通过以下 4 条途径诊断 GPA：

（1）是否满足 ACR 的分类标准；

（2）是否具有教堂山共识会议（CHCC）规定的 GPA 病理特征；

（3）是否满足 CHCC 规定的 MPA 的病理特征 + 至少一项 GPA 的替代标记；

（4）是否满足 ANCA 阳性 + 任意一项 GPA 的替代标记。

第三步：通过以下两条途径诊断 MPA：

（1）看临床和病理表现是否符合小血管炎，而且不能存在 GPA 的替代标记；

（2）是否满足 ANCA 阳性 + 肾血管炎的替代标记。

第四步：如果以上均不符合或不满足，则诊断未分化小血管炎或结节性多动脉炎。

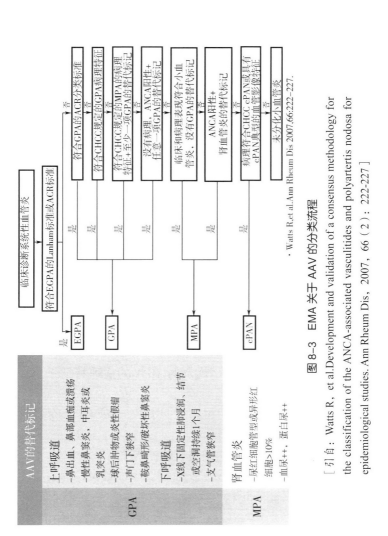

图 8-3　EMA 关于 AAV 的分类流程

[引自：Watts R, et al.Development and validation of a consensus methodology for the classification of the ANCA-associated vasculitides and polyartertis nodosa for epidemiological studies. Ann Rheum Dis, 2007, 66（2）：222-227]

2017 年，ACR 联合欧洲抗风湿病联盟（EULAR）共同推出了新的 AAV 分类标准草案（见表 8-3、表 8-4、表 8-5），使得 AAV 的临床和研究有了新的工具。

表 8-3　2017 年 ACR/EULAR 关于 GPA 的新分类标准草案

临床标准	得分
鼻腔血性分泌物、溃疡、鼻痂或鼻窦 - 鼻腔充血 / 不通畅、鼻中隔缺陷或穿孔	3
软骨受累（耳鼻软骨炎症或声音嘶哑或喘鸣）	2
传导性或感音神经性听力下降或丧失	1
实验室标准	
c-ANCA 或 PR3-ANCA 抗体阳性	5
胸部影像检查提示结节、包块或空洞形成	2
影像学见鼻腔或鼻窦有炎症、实变或积液征象	2
病理见肉芽肿、血管外肉芽肿性炎症，或巨细胞	2
极少或没有免疫复合物沉积的肾小球肾炎	1
p-ANCA 或 MPO-ANCA 抗体阳性	1
嗜酸性粒细胞计数 $\geq 1 \times 10^9/L$	4
分类诊断规则	**≥ 5 分**

表 8-4　2017 年 ACR/EULAR 关于 MPA 的新分类标准草案

临床标准	2017
鼻腔血性分泌物、溃疡、鼻痂或鼻窦 - 鼻腔充血 / 不通畅、鼻中隔缺陷或穿孔	−3
实验室标准	
p-ANCA 或 MPO-ANCA 抗体阳性	6
胸部影像检查提示肺纤维化或肺间质性病变	5
极少或没有免疫复合物沉积的肾小球肾炎	1
c-ANCA 或 PR3-ANCA 抗体阳性	−1
嗜酸性粒细胞计数 $\geq 1 \times 10^9/L$	−4
分类诊断规则	**≥ 5 分**

表 8-5 2017 年 ACR/EULAR 关于 EGPA 的新分类标准草案

临床标准	得分
阻塞性气道疾病	3
鼻息肉	3
多发性单神经炎或运动神经病	1
实验室标准	
c-ANCA 或 PR3-ANCA 抗体阳性	−3
血管外嗜酸性粒细胞浸润为主的炎症或骨髓中有嗜酸性粒细胞	2
嗜酸性粒细胞计数 $\geqslant 1 \times 10^9$/L	5
镜下血尿	−1
分类诊断规则	$\geqslant 6$ 分

（二）诊断和鉴别诊断

AAV 的临床表现复杂多样，部分患者病情进展迅速，其诊断和鉴别诊断一直是临床面临的严峻问题，常需要多学科医师的密切协作。寻找多系统器官发生炎症的证据是诊断系统性血管炎的关键点，因此，出现以下任一表现或者多种表现时，需要怀疑 AAV 诊断的可能性：肺部结节、难治性哮喘、急性呼吸窘迫伴肺部浸润或出血、不明原因的发热或者无法解释的体重下降、腹痛或血便、关节炎或肌痛、皮肤紫癜或溃疡、急性的神经系统病变、无明显感染征象的脑膜炎或复发性脑膜炎、尤其在年轻人出现的脑卒中或反复脑卒中、声音嘶哑、鼻窦炎或听力丧失、新发高血压、肾衰竭等。当然，以上相对特异性的症状或体征及影像学的改变也需要与各自相关疾病进行广泛而仔细地鉴别。如患者以发热为主要表现时，要进行发热相关的鉴别诊断，包括排查各种感染、肿瘤及其他的结缔组织病；

出现嗜酸性粒细胞增高是需要与过敏、特发性嗜酸性粒细胞增多综合征等疾病鉴别。本病需要特别注意尿沉渣的检测，出现尿红细胞管型和（或）蛋白尿高度怀疑活动性肾小球肾炎，需要注意 AAV 的可能性。ANCA 的检测对 AAV 的诊断有很大帮助，PR3-ANCA 对 GPA 更具特异性，而 MPO-ANCA 则对 MPA 更具特异性，部分 EGPA 或药物相关性 AAV 也可出现 MPO-ANCA。此外，部分其他炎症性或感染性疾病也可出现 ANCA 抗体，需仔细鉴别。

（三）病情评估

在专科医师指导下及时、准确地进行病情评估，将有助于制订适合的治疗方案。目前，对 AAV 的疾病评估主要分 3 个方面[128]：

（1）反映疾病活动度的评估量表，包括伯明翰系统性血管炎活动评分（BVAS）-1994、BVAS-2003 及 BVAS/GPA。

（2）反映血管炎的系统性损伤程度，包括血管炎损伤指数（vasculitis damage index，VDI）和血管炎疾病范围指数（vasculitis disease range index，DEI）。

（3）对血管炎疾病预后进行评估，包括 5 因子评估量表（FFS）-1996 和 FFS-2009。

以上各种病情评估指标总分越高，说明疾病活动性越高，或者疾病的累及范围越深，病情越重。其中，BVAS-1994 或 BVAS-2003 如果≥15 分，说明病情可能处于活动期。

（四）常规检查

血尿便常规、便潜血、肝肾功能、电解质、血生化；红细胞沉降率、C 反应蛋白、IgG、IgA、IgM、补体 C3、C4、蛋白电泳、T3、T4、TSH；X 线胸片、腹部超声、超声心动图、心电图。

（五）辅助检查

ANCA、抗核抗体谱；尿沉渣检查；黏膜、皮肤、肾等部位组织活检（必要时）；眼科及耳鼻咽喉科检查；鼻旁窦 CT 或 MRI；肺部高分辨 CT；头颅 MRI、脑脊液检查、肌电图（必要时）；胃镜、肠镜、胶囊内镜（必要时）；血管造影（必要时）；PET-CT（必要时）。

四、治疗原则

（一）一般治疗

急性活动期，应卧床休息。发作间歇期应注意预防复发。应注意漱口，控制和预防口、眼部感染，避免跌倒。

（二）药物治疗

AAV 的治疗应根据病情选择合适的药物方案，分为诱导缓解阶段和维持治疗阶段，使用的药物包括糖皮质激素、免疫抑制剂及生物制剂等，具体措施可参考 2017 年出版的凯利和费斯丁风湿病学教材相关章节的治疗流程图（图 8-4）。

所有接受治疗的患者均需要考虑给予预防性卡氏肺孢子虫病的治疗及保护骨与消化道的措施；对于接受 CTX 治疗的患者，需要考虑留存精子库或者保护卵巢功能。

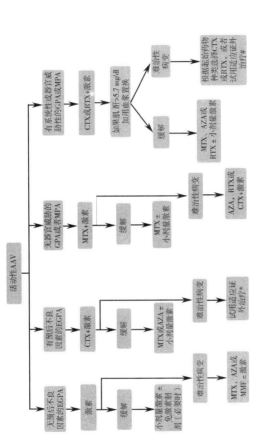

图 8-4　AAV 治疗流程图

GPA，肉芽肿性多血管炎；MPA，显微镜下多血管炎；EGPA，嗜酸性肉芽肿性多血管炎；AZA，硫唑嘌呤；CTX，环磷酰胺；RTX，利妥昔单抗；MTX，甲氨蝶呤；* 包括：RTX，美泊利单抗，羟氯基酚，吗替麦考酯。

包括：美利昔单抗，吗替麦考酯，静注丙种球蛋白，15- 脱氧精胍

（引自：Chungs and Monach PA. Anti-neutrophil cytopla-smic antibody-associated vasculitis, in: Firestein GS, Gabriel SE, McInnos IB, et al. Kelley and Firestein's textbook of rheumatology. lothed. Philadelphia, Michael Houston, 2017: 1541-1558.）

第六节　硬皮病血管病变

一、定义

硬皮病或系统性硬化症（systemic sclerosis，SSc）是一种病因不明的、发病机制复杂的少见疾病。其特征包括自身免疫反应、炎症、小血管功能和结构异常、皮肤和内脏的间质和血管纤维化。硬皮病疾病早期可能以炎症和血管损伤为主，而晚期则以纤维化和血管供血不足为突出表现。

血管病变的发病机制主要为：最初的血管损害（病毒、细胞因子、自身抗体、环境因素）表现为内皮细胞（endothelial cells，EC）损伤和活化，伴可逆性功能变化、黏附分子表达增高和白细胞渗出增加导致的血管周围炎症。损伤的内皮细胞促进血小板聚集和血栓素释放，血管舒张剂如 NO 产生减少，血管收缩剂如内皮素 -1（endothelin 1，ET-1）产生增加，并释放活性氧簇（reactive oxygen species，ROS）。血管收缩和血管舒张功能不全加重血管病变，引起进行性不可逆性血管壁重塑、管腔闭塞、血小板聚集、原位血栓形成和组织缺血。血管生成减少可能会进一步加剧血管闭塞[118]。

二、临床表现

血管损伤和活化在系统性硬化症早期出现并可能是最主要的表现。雷诺现象和其他血管病变常出现在其他临床表现之前。硬皮病血管病变临床表现如下：

（一）雷诺现象

是一种由寒冷或情绪应激诱发的肢端动脉过度反应，临床表现为手指远端和（或）脚趾发凉，皮肤苍白或发绀，与正常皮肤分界清楚。指（趾）发白提示肢端动脉血管痉挛，青紫提示静脉血流淤滞导致缺氧。可根据有无合并其他疾病分为原发性及继发性。

（二）毛细血管扩张

表现为血管源性皮肤红色斑状损害，局部施压可以变白。毛细血管扩张主要累及手指、手、脸和黏膜，也可累及四肢和躯干。

（三）指末端凹陷、溃疡

常见指腹凹陷和痛性浅表小溃疡，也可出现手指远端深大溃疡甚至坏疽。与疾病所致血管闭塞或严重血管痉挛相关。

（四）肺动脉高压

典型症状包括呼吸困难、疲劳和相对少见的胸痛或晕厥。

（五）胃窦血管扩张

广泛丛集的动静脉畸形导致胃内纵向条纹，聚合于幽门，内镜下描述为"西瓜胃"。胃窦血管扩张与异常血管生成导致微血管扩张和动静脉畸形有关。一般无症状，但可引起隐匿性胃肠道出血。

（六）硬皮病肾危象

典型特征包括突发高血压（恶性高血压）、血浆肾素水平升高和血肌酐进行性上升，伴随头痛、乏力、高血压性视网膜病变、脑病和肺水肿等一系列症状。

三、诊断

（一）2013 年 ACR/EULAR 系统性硬化症分类标准[129]

双手指皮肤增厚并渐近至掌指关节 9 分；手指皮肤增厚（仅计最高评分）手指肿胀 2 分；指端硬化（不及 MCP 但渐近 PIP）4 分；指端损害（仅计最高评分）指尖溃疡 2 分；

指尖凹陷性瘢痕 3 分；毛细血管扩张 2 分；间质性肺病 2 分；雷诺现象 3 分；SSc 相关抗体（最高 3 分）抗着丝点抗体、抗拓扑异构酶 I 抗体（抗 Scl-70）、抗 RNA 聚合酶 III 抗体。

总得分 > 9 分即可归类为 SSc 患者。

（二）雷诺现象（Raynaud's phenomenon，RP）

诊断主要根据因寒冷诱发反复发作指（趾）苍白和（或）青紫的病史。

（三）肺动脉高压（pulmonary artery hypertension，PAH）

静息状态下平均肺动脉压≥25 mmHg 或运动时肺动脉压≥30 mmHg 和肺毛细血管楔压 < 15 mmHg。

（四）硬皮病肾危象（scleroderma renal crisis，SRC）

在 SSc 病程中新发急进性高血压和（或）快速进行性少尿肾衰竭。RAAS 系统过度激活是其重要的发病机制。肾病理以肾小动脉增生性狭窄（呈洋葱皮样外观）和肾小球缺血性皱缩为主要表现（表 8-6）。

表 8-6   硬皮病肾危象诊断标准[130]

必要条件	1. 血压大于 150/85 mmHg 或收缩压较基线水平升高 20 mmHg（24 小时内至少两次） 2. 急性肾损伤：血肌酐较基线水平升高 50% 或血肌酐升高 26.5 μmol/L
支持证据	1. 外周血涂片证实微血管病性溶血性贫血，血小板减少及其他溶血相关证据 2. 高血压性视网膜病变 3. 镜下血尿或红细胞尿 4. 少尿或无尿 5. 肾活检提示肾小动脉增生性狭窄（呈洋葱皮样外观），纤维素样坏死，肾小球缺血性皱缩 6. 肺水肿

（五）辅助检查

1. 常规检查　血尿常规、便常规＋潜血试验、肝肾功、电解质、血生化、凝血；ANA、dsDNA、ANA谱、ANCA、IgG、IgM、IgA、类风湿因子、红细胞沉降率、C反应蛋白；心电图、X线胸片。

2. 辅助检查

（1）雷诺现象：冷激发试验、手指湿度恢复时间测定、毛细血管镜、甲襞微循环；

（2）肺动脉高压：6分钟步行实验、超声心动图、肺功能、右心导管检查；

（3）硬皮病肾危象：密切监测血压、肾功能；RNP多聚酶Ⅲ抗体、网织红细胞、血涂片、ADAMTS-13、肾穿刺等。

四、鉴别诊断

（一）嗜酸性筋膜炎

多见于男性，表现为上肢、下肢和躯干快速变硬。筋膜的炎症和纤维化引起皮肤和皮下深静脉走行处出现皱褶（"沟槽征"）。嗜酸性筋膜炎不累及手指，无雷诺现象或甲襞微循环异常。诊断主要基于临床体格检查和包括筋膜的全层病理活检。嗜酸性筋膜炎通常对激素治疗有效。

（二）硬化性黏液水肿（丘疹性黏蛋白沉积症）

皮肤表现为肉色丘疹样突起，触摸时有鹅卵石样改变。病变分布具有特征性，主要累及眉间、耳后和颈部。躯干和四肢皮肤也可以受累。患者多为30～70岁，常合并单克隆免疫球蛋白病，通常为IgG亚型和λ轻链。合并雷诺现象、指端硬化、食管运动障碍、肺动脉高压和肌病时与硬皮病表现相似。一般无甲襞微循环改变，可以合并神经系统并发症，包括脑病、癫痫、昏迷和精神病。静脉用丙种球蛋白治疗硬化性黏液水肿效果好，需维持治疗以预防疾病复发。

五、治疗原则

（一）雷诺现象

治疗原则包括去除诱因、控制血管过度收缩反应，调节血管结构改变及预防微血栓事件。

1. 非药物治疗　避免寒冷环境、减少情绪困扰、避免加重因素如吸烟、拟交感神经药物、偏头痛的药物和非选择性 β 受体阻滞剂。

2. 药物治疗　根据 2016 年 EULAR 治疗推荐[131]，治疗雷诺现象的一线药物为二氢吡啶类钙离子通道拮抗剂，常用口服硝苯地平作为 SSc 相关雷诺现象的一线治疗，此外也可考虑 5- 磷酸二酯酶抑制剂。严重雷诺现象及口服药物治疗效果不佳者应使用静脉伊洛前列素。氟西汀也可作为治疗雷诺现象的药物之一。

针对指端溃疡治疗，应考虑使用静脉伊洛前列素、5-磷酸二酯酶抑制剂、波生坦[131]。对于严重指端溃疡可能坏疽或截肢的患者，可考虑药物治疗基础上，选择性手指交感神经切除术[132]。

（二）肺动脉高压

包括常规治疗及药物治疗。

1. 常规治疗　利尿剂、吸氧。

2. 药物治疗　根据 2016 年 EULAR 治疗推荐[131]，推荐使用内皮素受体拮抗剂、5- 磷酸二酯酶抑制剂或利奥西呱。严重肺动脉高压（Ⅲ～Ⅳ级）推荐静脉使用依前列醇。可考虑使用前列环素类似物。

（三）硬皮病肾危象

硬皮病肾危象的危险因素包括：病程 < 4 年、广泛且进展快速的皮肤增厚、新发贫血、新发心血管事件（如心包积液、充血性心力衰竭）、抗 RNA 聚合酶Ⅲ抗体阳性、使用糖皮质激素治疗（泼尼松剂量 > 15 mg/d）[130]。

根据 EULAR 治疗推荐（表 8-7）[131]，专家推荐硬皮病一经诊断，尽快使用血管紧张素酶抑制剂。使用糖皮质激素治疗时密切监测血压及肾功能。

表 8-7　EULAR 关于 SSc 治疗推荐

器官受累	推荐意见	证据级别	推荐强度
雷诺现象	● 推荐使用二氢吡啶类钙通道拮抗剂，常用口服硝苯地平作为 SSc- 雷诺现象的一线治疗，此外也可考虑 5- 磷酸二酯酶抑制剂	1A	A
	● 严重雷诺现象应使用静脉伊洛前列素	1A	A
	● 口服治疗效果不佳者应使用静脉伊洛前列素	3	C
	● 可考虑使用氟西汀		
肢端溃疡	● 应考虑使用静脉伊洛前列素	1B	A
	● 应考虑使用 5- 磷酸二酯酶抑制剂	1A	A
	● 应考虑使用波生坦以减少新发肢端溃疡，尤其是使用钙通道拮抗剂、5- 磷酸二酯酶抑制剂；及静脉伊洛前列素治疗后仍存在多发肢端溃疡者	1B	A
肺动脉高压	● 推荐使用内皮素受体拮抗剂、5- 磷酸二酯酶抑制剂；或利奥西呱（Riociguat）	1B	B
	● 严重肺动脉高压（Ⅲ ~ Ⅳ级），推荐经脉使用依前列醇	1B	A
	● 可考虑使用前列环素类似物	1B	B

续表

器官受累	推荐意见	证据级别	推荐强度
硬皮病肾危象	● 专家推荐硬皮病肾危象一经诊断，尽快使用血管紧张素酶抑制剂	3	C
	● 使用糖皮质激素治疗时密切监测血压和肾功能	3	C

第七节　大动脉炎

一、定义

大动脉炎（Takayasu arteritis, TAK）是一种病因未明，主要累及主动脉及其主要分支血管的大血管炎，病理特点与巨细胞动脉炎非常相似。该病在亚洲地区相对常见，在日本的发生率为 15/10 万人年[133]，90% 患者为女性，高峰发病年龄 10 ~ 40 岁[134]，故又被称为"东方美女病"。器官缺血是大动脉炎的主要不良结局，由于该病在早期表现不特异，常表现为发热、消瘦等症状，易被临床忽视，很多患者确诊时已发生不可逆脏器损伤。

二、临床表现

大动脉炎多为亚急性起病，疾病早期常表现为发热、乏力等全身症状。颈动脉疼痛（10% ~ 30%）、无脉或脉搏减弱、肢体间歇性缺血 / 跛行等表现相对特异，为动脉管壁炎症导致。根据血管受累部位，大动脉炎可分为头臂型，胸主动脉、腹主动脉型，混合型，以及肺动脉型，这些部位的动脉炎症可导致血管狭窄或形成动脉瘤，可以引起疼痛；如果不接受干预，往往遗留不可逆狭窄。疾病早期的炎症及后期的瘢痕狭窄均可导致受累血管远端的缺血表现，头臂动脉受累可以导致上肢跛行样症状，以及无脉、脑缺血或脑梗死；胸主动脉、腹主动脉受累可以导致内脏或下肢缺血，肾动脉狭窄可造成肾萎缩以及肾性高血压，肠系膜血管受累可导致腹痛及缺血性肠病，累及冠状动脉会出现心绞痛的表现，慢性胸主、腹主动脉狭窄会造成上肢血压升高、下肢血压明显减低，血流动力学改变，显著增加心脏后负荷，状态持续可造成主动脉瓣反流，继而导致左室扩大、二尖瓣甚至三尖瓣反流以及心功能不全；肺动脉受累会导致肺动脉高压，严重者需要介入干预。肾动脉狭窄以及主动脉狭窄是导致大动脉炎血压升高的两大原因，前者为肾性高血压，后者为心排血量的重新分布所致。除上述表现外，约 50% 患者会出现关节、肌肉疼痛，不到 10% 的患者会出现以结节红斑为主的皮肤表现，其他皮损较为罕见，包括紫癜、网状青斑和皮肤溃疡等[135]。

三、诊断

（一）诊断要点

目前大动脉炎依然沿用 1990 年 ACR 制定的分类标准：

40 岁以前起病；肢体跛行（缺血）表现；肱动脉搏动减弱；双上肢收缩压相差超过 10 mmHg；颈部或锁骨下血管杂音；血管造影发现主动脉及其一级分支或四肢主干血管狭窄/闭塞。

具备上述条目中 3 条或更多者，高度提示大动脉炎诊断[135]。

对于不满足上述分类标准，但存在明确血管改变的患者，在除外其他疾病的前提下，也可诊断大动脉炎。

（二）常规检查

血尿便常规、便潜血、血生化；红细胞沉降率、C反应蛋白；X线胸片、腹部超声、超声心动图、心电图。

（三）辅助检查

抗核抗体、抗ENA谱、抗磷脂抗体；血管影像检查，包括主动脉CTA、增强MRI以及外周血管彩超，对于CTA以及增强MRI，需要行延迟扫描评估是否存在延迟强化，同时应掌握禁忌证，对于肾功能不全者慎用。

四、鉴别诊断

本病早期由于缺乏特异表现，易被漏诊，对于以不明原因发热为首发症状的患者，需评估大血管影像，也应与其他发热性疾病，如感染或肿瘤相鉴别。对于明确发现血管狭窄、闭塞者，应与血栓性疾病、动脉粥样硬化、肌纤维发育不良、烟雾病、其他血管炎性疾病鉴别；对于存在动脉瘤样扩张的情况，重点鉴别高血压或粥样硬化导致的动脉夹层、马方综合征、白塞病等疾病。其他需要鉴别的疾病包括感染性主动脉炎、IgG4相关疾病等。除上述情况外，另一种大血管炎——巨细胞动脉炎与大动脉炎临床及病理表现十分相似，主要区别在于前者发病年龄为50岁以上，男女比例（3∶2）高于大动脉炎（7∶1），主动脉弓下部位血管受累相对少见。

五、治疗原则

（一）一般原则

糖皮质激素是大动脉炎的主要治疗药物，当形成较大动脉瘤或发生不可逆血管狭窄时，可能需要血管成形术、旁路手术或其他外科治疗。

（二）药物治疗

糖皮质激素作为首选药物，通常以 45 ～ 60 mg 泼尼松或等量药物起始，多数患者需要维持小剂量激素以控制病情。甲氨蝶呤是最常应用的免疫抑制剂，其他传统免疫抑制剂包括硫唑嘌呤、来氟米特、霉酚酸酯等。环磷酰胺不被用于治疗大动脉炎的一线选择。

此外，生物制剂，如 IL-6 拮抗剂托珠单抗、TNF 拮抗剂（单抗类或受体融合蛋白类）成功治疗大动脉炎也有报道。小规模 RCT 研究证实，IL-6 拮抗剂托珠单抗对本病有确切疗效，TNF 拮抗剂治疗的证据仅来自于非对照研究[136]。

（三）外科治疗

对于无法通过药物处理的患者，有可能需要手术治疗。动脉瘤、瓣膜病变、严重动脉狭窄 / 闭塞者要考虑外科干预。

第八节　抗磷脂综合征

一、定义

抗磷脂综合征（anti-phospholipid syndrome，APS）是以反复动静脉血栓和（或）病态妊娠或血小板减少为特征的、以自身免疫炎症介导的获得性疾病。临床上分为原发和继发，以及灾难性磷脂综合征 3 种情况。而抗磷脂抗体（anti-phospholipid antibody，APL）造成血管内皮细胞功能障碍，以及补体系统的激活是其诱发心血管疾病发生的病理基础[137]。

二、临床表现

（一）静脉血栓

相关的临床表现由血栓发生的部位决定，如下肢的深（浅）静脉血栓（突发的肢体肿胀），肺栓塞（胸痛、气短、胸闷、咳嗽、咯血、呼吸困难），皮肤浅静脉微小血栓所致的网状青斑。

（二）动脉血栓

心、脑、肾、视网膜等器官的动脉出现血栓[138]，分别表现为卒中、短暂性脑缺血发作、偏头痛、心肌梗死、高血压、肾功能不全、血尿、蛋白尿，视网膜动脉闭塞所致的无痛性短暂性视力丧失、偏盲、一过性黑矇等，肢体动脉血栓所致的缺血性肢体溃疡、肢体坏疽、缺血性骨坏死。

（三）病态妊娠

10 周以上 ≥2 次的胎儿丢失，孕 34 周之前的子痫和先兆子痫，3 次以上的 10 周之前的无法解释的自发性流产。

（四）实验室检查

血小板减少，磷脂抗体谱阳性。

三、诊断标准

诊断 APS 必须具备下列至少 1 项临床标准和 1 项实验室标准[139]

（一）血管栓塞

任何器官或组织发生 1 次以上的动脉、静脉或小血管血栓，血栓必须被客观的影像学或组织学证实。组织学还必须证实血管壁附有血栓，但没有显著炎症反应。

（二）病态妊娠

1. 发生 1 次以上的在 10 周或 10 周以上不可解释的形态学正常的死胎，正常形态学的依据必须被超声或被直接检查所证实。

2. 在妊娠 34 周之前，因严重的子痫或先兆子痫或严重的胎盘功能不全所致 1 次以上的形态学正常的新生儿早产。

3. 在妊娠 10 周以前，发生 3 次以上的不可解释的自发性流产，必须排除母亲解剖、激素异常及双亲染色体异常。

（三）实验室标准

血浆中出现狼疮抗凝物质（lupus anti-coagulant，LA），至少发现 2 次，每次间隔至少 12 周；用标准 ELISA 在血清中检测到中～高滴度的 lgG/IgM 类 aCL 抗体（IgG 型 aCL＞40 GPL；IgM 型 aCL＞40 MPL）至少 2 次，间隔至少 12 周。

四、鉴别诊断

1. 易栓症　由蛋白 C 缺陷症、蛋白 S 缺陷症、抗凝血酶Ⅲ缺陷症所致的血栓。

2. 继发血栓性疾病　动脉硬化、糖尿病、高血脂所致的血管病变，肾病综合征、多发性骨髓瘤所致的高凝状态，血栓性脉管炎、系统性血管炎所致的血管闭塞。

3. 一些因素导致的磷脂抗体阳性　恶性肿瘤、梅毒、结核、AIDS、传染性单核细胞增多症等疾病可以出现假阳性，一些药物如苯妥英钠、普鲁卡因胺、氯丙嗪、普萘洛尔、避孕药等可以出现假阳性。

五、治疗

一般原则：对原发性 APS 的治疗主要是对症处理、

防止血栓和流产再发生。一般不需用激素或免疫抑制剂治疗，除非对于继发性 APS。抗凝治疗主要应用于 aPL 阳性伴有血栓的患者。或抗体阳性又有反复流产史的孕妇。

（一）低分子肝素

低分子肝素可以皮下注射，剂量为 2500 ~ 3000 U。一般每日 1 次；剂量较大时亦可 1 次 /12 小时。监测肝素治疗的实验室指标，通常用 APTT，控制在健康对照的 1.5 ~ 2.0 倍为宜。肝素过量引起出血，可以用硫酸鱼精蛋白中和，1 mg 硫酸鱼精蛋白可中和 100 U 肝素，硫酸鱼精蛋白宜缓慢滴注。

（二）华法林

华法林的抗凝机制是抑制维生素 K 依赖的凝血因子的合成，因此由华法林过量引起的出血，可以用维生素 K 拮抗治疗。本药有致畸作用。本药半衰期是 33 小时，一般要服 24 小时才能起作用，要从小剂量逐渐增加，初期给 2.5 ~ 5 mg/d，维持量因人而异，一般 < 7.5 ~ 10 mg/d。华法林用药监测，通常用国际标准比率（INR）评估。正常值 INR=2 ~ 3，如 INR > 3.0 出血风险加大，INR > 5 会发生出血。

（三）抗血小板药物

抗血小板药物能抑制血小板的黏附、聚集和释放功能。防止和抑制血栓形成。可以选用：

（1）阿司匹林 50 ~ 300 mg；

（2）双嘧达莫可与阿司匹林合用，用法 25 ~ 50 mg，每日 3 次；

（3）噻氯匹定 0.25 g，每日 1 ~ 2 次；

（4）氯吡格雷 50 ~ 75 mg，与阿司匹林、肝素、非甾体类解热镇痛药和华法林等药物同时使用存在协同作用，需谨慎。

（四）羟氯喹

羟氯喹可以减少 aPL 的生成，有抗血小板聚集作用，近年有研究提示，它可以保护患者不发生血栓。不良反应有头晕、肝功能损害、心脏传导系统抑制、眼底色素沉着等，用法 0.2 ～ 0.4 g/d。

（五）手术

急性期血栓可行取栓术，静脉血栓在 72 小时内手术，动脉血栓在 12 小时内行取栓术或血管旁路术。有手术禁忌者可以溶栓，国内常用的药物有尿激酶、链激酶，溶栓后用肝素或华法林抗凝治疗。但是临床经验提示，溶栓药物对 APS 无助，因为很快能发生再栓塞。

（六）妊娠期的治疗

APS 孕妇应按以下情况处理：

（1）既往无流产史，或妊娠前 10 周发生的流产，通常以小剂量阿司匹林治疗；

（2）既往有妊娠 10 周后流产病史，在确认妊娠后，皮下注射肝素 5000 U，每天 2 次，直至分娩前停用；

（3）既往有血栓史。在妊娠前就开始用肝素或低分子肝素抗凝治疗，在妊娠期不用华法林；

（4）产后 3 个月内发生血栓的风险极大，故产后应该继续抗凝治疗 6 天 ～ 2 周。

（七）恶性 APS

本综合征常是骤然起病。原因可能与停用抗凝治疗、感染和疾病活动所诱发。一般主张抗凝并同时使用较大剂量激素，必要时联合血浆置换、免疫吸附和静脉注射免疫球蛋白。抗 CD20 抗体也可以使用。

第九节　巨细胞动脉炎

一、定义

巨细胞动脉炎（giant cell arteritis，GCA）是一种病因不明，累及大、中血管的慢性血管炎疾病。其典型病理表现为肉芽肿增生性炎症，以弹性基膜为中心、累及全层的坏死性动脉炎，有淋巴细胞、巨噬细胞、多核巨细胞浸润，一般无纤维素样坏死。GCA 主要累及主动脉和（或）其主要分支，好发于颈动脉分支。因典型患者呈颞部头痛，头皮及颞动脉触痛，间歇性下颌运动障碍。因而，GCA 又称为颞动脉炎（temporal arteritis，TA）；又因常累及颅内动脉称为颅动脉炎（cranial arteritis）。该病多见于 50 岁以上的老人，平均年龄 70 岁，女性多于男性，且有显著的地域、人种分布（亚洲裔、非洲裔以及阿拉伯人相对少见）[140]。

二、临床表现

GCA 的症状发作通常为亚急性，但在某些患者中可突然起病。根据受累部位不同，常可出现以下临床表现[140, 141]。

（一）全身性症状

主要表现为发热、乏力和体重减轻。在多达一半的 GCA 患者中，会出现发热，通常为低热，发热无规律。然而，在约 15% 的患者中，发热超过 39℃，经常被误诊为感染。厌食和体重减轻通常比较轻微，但有时也可能非常严重。

（二）头痛

头痛是 GCA 的一种常见表现，可在约 3/4 的患者中出现。GCA 患者头痛的性质并没有特征，不同患者对头痛的描述差别也非常大，可时轻时重或进行性加重，也可仅在触碰头皮时感到触痛。

（三）颌跛行

近一半的 GCA 患者可出现颌跛行（jaw claudication，又称咀嚼暂停）。颌跛行的 2 个显著特征是：开始咀嚼后快速发作，咀嚼停顿和接下来出现严重疼痛。颌跛行是与颞动脉活检阳性相关性最高的症状。

（四）眼部症状

一过性单眼视力受损可为 GCA 的一种早期表现。通常表现为单眼突然出现局部视野缺损或一过性窗帘效应，如未积极治疗，对侧也可在数周内被累及。一过性视力丧失可为永久性视力丧失的一个先兆。永久性视力丧失通常是无痛的、且突然起病，可单侧或双侧，视力丧失持续数小时则通常不可逆。GCA 眼部症状还可表现为复视、眼肌麻痹等。

（五）大血管受累

大血管受累指的是主动脉及其主要近端分支的 GCA。有 10% ~ 20% 的患者出可出现主动脉瘤，其中胸主动脉（尤其是升主动脉）比腹主动脉更常受累。主动脉夹层是 GCA 较少出现但非常严重的并发症，主要累及胸、升主动脉，可在存在或不存在动脉瘤性扩张的情况下，以及病程早期或晚期发生。GCA 还可影响锁骨下动脉、腋动脉及上肢动脉，多为双侧，但并不对称，导致出现动脉性杂音、血压减弱或消失及手臂运动障碍。

（六）中枢神经系统受累

在 GCA 中并不常见，但通常很危重。如由于颈动脉或椎动脉病变而出现发作性脑缺血、脑卒中、偏瘫或脑血栓等，是 GCA 主要死因之一。椎动脉的动脉炎性受累还可导致眩晕、共济失调、构音障碍、同向偏盲或双侧皮质盲。

（七）其他

累及呼吸系统可出现干咳，累及肌肉骨骼系统可出现类似风湿性多肌痛（PMR）的表现和外周滑膜炎。其他不常见表现如：构音障碍、感音神经性聋、乳房肿块、肠系膜缺血、心包炎等。

三、诊断

（一）诊断要点

目前采用 1990 年 ACR 巨细胞动脉炎分类标准[142]：

（1）发病时年龄≥50 岁；

（2）新近出现的头痛；

（3）颞动脉触痛或搏动减弱；

（4）红细胞沉降率大于 50 mm/h；

（5）活检发现以单个核细胞浸润为主的坏死性动脉炎或伴多核巨细胞的肉芽肿性病变。

如果患者有某些形式血管炎的诊断，存在上述 5 条标准中的 3 条可诊断为 GCA，其敏感性为 94%，特异性为 91%。

（二）常规检查

血尿常规、肝肾功能、电解质、血生化、凝血功能；红细胞沉降率、C 反应蛋白、IgG、IgA、IgM、补体 C3、C4；抗核抗体、抗 ENA 抗体谱；X 线胸片、心电图。

（三）辅助检查

1. 颞动脉活检是诊断 GCA 的"金标准"。所有疑似 GCA 的患者都应进行颞动脉活检，仅表现为风湿性多肌痛（PMR）症状的患者不需要进行活检。选择有触痛或有结节的部位可提高检出率，活检的阳性率仅在 40% ~ 80%，阴性不能排除 GCA 诊断。

2. CT 血管造影（CTA）、磁共振血管成像（MRA）。

3. 正电子发射计算机断层扫描（PET-CT）。

4. 血管超声检查（IVUS）。

5. 眼底检查。

四、鉴别诊断

GCA 临床表现复杂多变且不特异。以血管病变为主要表现者，应与其他系统性血管炎如大动脉炎、肉芽肿性多血管炎、结节性多动脉炎相鉴别；发热为主应与感染性疾病、自身免疫性疾病等相鉴别；头痛为主与偏头痛、神经血管性头痛相鉴别；眼部受累与其他眼部疾病如非动脉炎性前部缺血性视神经病变相鉴别；骨骼肌肉表现应与风湿性多肌痛、类风湿关节炎、骨关节炎鉴别。值得注意的是，有 30% ~ 50% 的 GCA 患者同时合并风湿性多肌痛。

五、治疗原则

一旦高度怀疑 GCA 的诊断，应立即开始糖皮质激素治疗[143]。

（一）糖皮质激素

如果 GCA 未出现缺血性器官损害的症状或体征（如视力丧失），建议以相当于 40 ~ 60 mg 泼尼松的糖皮质激素作为初始单次剂量，如果可能逆转的症状持续存在或恶化，可增加剂量，必要时可使用甲泼尼龙冲击治疗，直至症状控制。

（二）免疫抑制剂

部分单用激素不能控制或激素减量过程中病情不稳定的 GCA 患者，可加用免疫抑制剂（甲氨蝶呤或环磷酰胺）。

（三）生物制剂

对于糖皮质激素和免疫抑制剂无效的 GCA 患者，IL-6 受体单克隆抗体托珠单抗（Tocilizumab，TCZ）可能有较好的疗效，但仍需更长期的随机试验以评估其有效性和安全性。多项小型随机对照试验发现抗 TNF 治疗对于 GCA 患者无效。

（四）抗血小板治疗

在无使用禁忌证时，建议所有的 GCA 患者加用小剂量阿司匹林（≤100 mg/d）治疗，以减少视力丧失、短暂性脑缺血发作和脑卒中的风险。

（五）辅助治疗

为减少治疗相关的不良反应，建议给予钙剂及维生素 D、质子泵抑制剂等药物。

第九部分
血管性疾病的护理及康复

　　在血管性疾病的急性期，除了积极的药物和介入治疗，临床护理在预防并发症、改善预后方面扮演着越来越重要的角色。相比于其他疾病，脑卒中、冠心病、下肢动静脉疾病等血管性疾病需要更多的专科护理知识。另外，血管性疾病诊疗技术虽日趋完善，但仍有相当数量患者遗留各种功能障碍，包括肢体功能障碍、心肺功能障碍、认知功能障碍等。积极的康复锻炼可以促进功能修复，改善患者生活质量，帮助患者回归社会。

第一节　脑血管疾病

一、脑血管疾病的专科护理

（一）生命体征的监测

　　1. 体温　体温是影响脑卒中患者预后的主要因素之一，脑卒中患者应保持体温正常。在脑梗死急性期，体温的控制可改善患者的预后已达成共识。因此，对体温 > 38℃的脑卒中患者应立即降低体温，可选择物理降温或药物治疗。

　　2. 心率　急性脑卒中患者的心律失常发生率高，最常见的心律失常为心房颤动。因此急性脑卒中患者的心率、脉搏的动态监测非常重要，建议在患者新入院24小时内，应给予心电图检查，重症患者24小时内进行床旁心电监护。

3. 呼吸　脑卒中患者不同平面的脑结构损害，可产生不同类型的呼吸节律的异常。脑卒中患者需要动态监测血气分析，警惕低氧血症、二氧化碳潴留。当患者血氧饱和度 < 95% 时，需给予吸氧。其次应保持患者的呼吸道通畅，侧卧位及口咽通气道的使用，有助于舌后坠患者有效排痰、改善肺通气功能。

4. 血压　高血压是脑卒中的独立危险因素，对脑卒中患者进行准确的血压测量非常关键。对于血压正常或偏高者，可采用无创自动血压连续监测，血压偏低或血压波动较大者应在无创自动血压连续监测的前提下，定时手动测量。血压测量频繁时，需更换监测部位，防止皮肤出现压力性紫癜。

5. 瞳孔　瞳孔的改变是脑卒中患者重要的神经系统体征，当患者出现颅内压增高时，瞳孔的改变可以提示患者的病情变化。护士应使用聚光手电筒适时为重症脑卒中患者进行瞳孔的观察。

6. 意识状态　脑血管病患者出现意识障碍是病情危重的表现，可能合并脑水肿甚至脑疝，一般建议转入重症监护室救治。格拉斯哥昏迷指数（the glasgow coma scale，GCS）评分是目前临床使用最广的意识障碍评定量表，急性脑卒中患者应常规进行该评测。

（二）压疮的评估与护理

1. 压疮的评估

脑血管病卧床患者，常伴有肢体瘫痪、感知觉障碍等症状，使患者易出现血液循环阻滞、营养不良、皮肤受压、水肿、感觉缺失等异常现象，从而易引起压疮。因此，有效的评估是防止压疮发生的主要途径。美国国家压疮协会（National pressure ulcer advisory panel，NPUAP）推荐的压疮分期标准为Ⅰ～Ⅳ期。应用风险评估量表进行压疮风险评估，是预防压疮的关键。Braden 评分量表是目前最为推荐的，具有较高的灵敏度和特异度的量表。Braden 评估量表，其对 6 个风险因素进行评估，包括：感觉、潮湿、活动、移动、营养、摩擦力和剪切力。得分范围为 6 ～ 23 分，得分越高，说明发生压疮的风险越低，根据不同的评分，提示患者压疮的风险程度，即 15 ～ 18 分为轻度风险、13 ～ 14 分为中度风险、10 ～ 12 分为高度风险、9 分以下为极度风险。临床可根据评分制订预防计划，有效防控压疮。

2. 压疮分期

NPUAP 压疮分期，分为Ⅰ～Ⅳ期，且在此基础上，增加了可疑深部组织损伤期和难以分期的两种压疮的特殊情况。

Ⅰ期：局部皮肤完整无破损，出现压之不褪色红斑。

Ⅱ期：表皮和部分真皮缺损，表现为完整的或开放 / 破溃的血清性水疱，也可表现为浅表开放的粉红色创面，周围无坏死组织的溃疡，甚至较干燥。

Ⅲ期：全层皮肤组织缺损，可见皮下脂肪，但骨骼、肌腱或肌肉尚未暴露。

Ⅳ期：全层皮肤组织缺损，伴有骨骼、肌腱或肌肉外露，可以探及外露的骨骼或肌腱。伤口处可部分覆盖腐肉或焦痂，常伴有潜行和窦道。

可疑深部组织损伤：由于压力或剪切力造成皮下软

组织损伤，在完整但褪色的皮肤上出现局部紫色或黑紫色，或形成充血性水疱，与周围组织相比，该区域的组织可先出现疼痛、硬结、糜烂、松软、潮湿、皮温升高或降低。

不可分期压疮：缺损涉及组织全层，但溃疡完全被创面的坏死组织（黄色、棕褐色、灰色、绿色或棕色）或焦痂（棕褐色、棕色或黑色）所覆盖，无法确定其实际深度，须彻底清除坏死组织或焦痂，暴露出创面基底后确定其实际深度和分期。

3. 压疮的预防

根据评分结果制订相应评估频率和护理措施：

（1）轻度风险：每周评估 1 次；给予经常翻身，最大限度地进行活动，如果是卧床或依赖轮椅，要使床面或椅面添加减压设备。

（2）中度风险：每周评估 2 次；至少每 2 小时翻身 1 次，使用楔形垫，尽量选择 30°侧卧位。因病情需要，必须摇高床头超过 30°或半卧位时，应先摇高床尾至一定高度，再摇高床头，避免在骶尾部形成较大的剪切力；若没有条件摇高床尾时，可在臀部下方垫一支撑物，以进行减压。

（3）重度风险：每天评估 1 次，保证翻身频率，每 2 小时 1 次，增加小幅度移位，使用楔形垫，保证 30°侧卧姿势，给予最大限度的活动。

（4）极度风险：每班评估 1 次，采用以上所有措施，使用体表压力缓释设备。此外，若患者处于前倾位、左或右斜倚位、后倾位等体位，应小于 15 ~ 30 分钟变换一种坐姿。

动态进行评估与护理，减少压疮的发生。当患者

GCS 评分越低，发生压疮的概率越高，因此积极治疗原发病，加强高危患者和高危因素的早期识别，正确给予患者预防压疮体位的摆放，尤其偏瘫患者的体位，增加患者营养的补充，早期让患者进行康复训练等措施。

4. 压疮的处理

正确判断压疮分期，合理选择伤口敷料，做好压疮伤口愈合的监测。

Ⅰ期压疮：解除局部作用力，改善局部血运，去除危险因素，避免压疮进展。可给予透明敷料或薄的水胶体敷料粘贴，减少摩擦，避免受压。

Ⅱ期压疮：防止水疱破裂，保护疱皮、创面，预防感染。使用亲水性敷料，特殊部位可选用溃疡粉。表面渗液，选用藻酸盐加水胶体敷料。

Ⅲ～Ⅳ期压疮：保持局部清洁，促进湿性愈合。有干痂或腐肉者先清创，再结合海绵类敷料，同时清除坏死组织后，控制感染（针对性或局部性抗生素应用，局部灭菌敷料使用）。

可疑深部组织损伤和不可分期压疮的治疗方法类似于Ⅲ～Ⅳ期压疮的治疗。

临床护理过程中，水胶体敷料最常用于Ⅱ～Ⅲ期压疮，而泡沫敷料可以更有效地管理渗液。对于溃疡患者应用银离子及藻酸盐敷料，除了能够抗炎外，可以减少浸渍，对渗出液处理更好，而且能够更快地减少异味。

（三）下肢深静脉血栓的预防

下肢深静脉血栓（deep vein thrombosis，DVT）是脑血管病严重的危险并发症。肢体活动的减少、脑卒中的严重程度等是脑卒中后发生深静脉血栓的高危因素。早期运动可能对防止深静脉血栓非常重要，每天步行至少 15 米可使脑卒中后 DVT 发生率明显下降。

药物干预：抗血小板药物；低分子肝素禁忌或不可用时，使用普通肝素；出血性脑卒中患者以上均为禁忌。目前不再使用抗血栓弹力袜来预防 DVT，推荐使用间隙气动压力装置预防 DVT。

（四）吞咽困难的护理

吞咽障碍是指吞咽过程的异常。脑血管病患者的吞咽障碍是指不能将食物或液体从口腔安全送至胃内而没有误吸，也包括吞咽准备阶段的异常，例如咀嚼和舌运动异常等。急性脑卒中早期的吞咽障碍将明显增加患者误吸及肺炎的风险，减少经口进食的量，导致脱水、电解质紊乱及营养不良，增加脑卒中患者的病死率和不良预后。因此对于脑血管病患者做好吞咽障碍的护理非常重要。脑卒中患者在入院 24 小时内进食或饮水前应进行吞咽障碍筛查，最常用的方法为饮水试验。

1. 食物改进

食物改进最常见的是将固体食物改成泥状或糊状，固体食物经过机械处理使其柔软，质地更趋于一致，不容易松散，从而降低吞咽难度。脑卒中后大部分吞咽障碍患者最容易误吸的是稀液体，将稀液内加入增稠剂以增加黏度，可减少误吸，增加营养成分的摄入量。

2. 代偿性方法

代偿性方法是指头或身体姿势的调整。包括转头、低头、交互吞咽等方法，虽然不能改善吞咽功能，但可减少误吸和增加食物摄入量。根据评估结果确定最适合的姿势和帮助进食需要的特殊工具。进食过程中需做好安全管理，经口进食患者要选择坐位或半卧位（30° ~ 45°），头部前屈；偏瘫者患侧肩部垫软枕，进食后让患者保持该体位 30 分钟；管饲营养过程中床头抬高 30°。

3. 营养支持

急性脑卒中伴吞咽障碍患者早期肠内营养可使患者获益。重症脑血管病患者入院 24 ~ 48 小时即应开始肠内营养。短期（< 4 周）肠内营养患者首选鼻胃管喂养，不耐受鼻胃管喂养或有反流和误吸高风险患者选择鼻肠管喂养，如果需要长期（> 4 周）肠内营养，可酌情考虑经皮胃镜下胃造口术（percutaneous endoscopic gastrostomy，PEG）喂养。无法使用胃肠途径进行喂养或单用肠内营养 2 天后无法达到目标量，给予胃肠外营养。

（五）排泄障碍的护理

各种脑血管病相关性损害可引起膀胱和（或）直肠功能障碍。排泄障碍不仅会导致感染，增加患者的住院时间、住院费用，还会影响到患者的转归。因此对于脑血管病患者需要给予积极护理干预。

1. 排尿功能障碍的护理干预

排尿障碍主要包括尿频、尿急、尿失禁与尿潴留。其中，尿失禁是脑血管病严重程度的标志，与死亡和病残明显相关。尿失禁者不建议常规留置导尿，对男性患者可使用集尿器或纸尿裤处理尿失禁，女性患者可垫护垫或穿纸尿裤；对有尿失禁的患者应注意会阴部皮肤的护理，及时更换尿垫、尿裤、集尿器，每日用温水清洗会阴，保持会阴清洁干燥，防止臀红、湿疹等的发生。

脑卒中患者常在急性期出现尿潴留，可给予留置尿管，但时间最好不超过 1 周，然后改为间歇性清洁导尿和膀胱训练，待患者恢复自行排尿后再根据残余尿量制订相应的治疗方法，多数患者经用抗胆碱能抑制剂以及外置集尿器装置后，即可维持自行排尿。

2. 排便障碍的护理干预

脑卒中后排便障碍即指卒中后发生的便秘、粪便嵌塞或便失禁。增加水和膳食纤维的摄入，加快胃肠通过时间，可改善便秘。如果没有禁忌证，每天进水量维持在2000 ~ 3000 ml；吞咽困难者尽早给予管饲喂养；进食有润肠作用及富含B族维生素的食物，新鲜蔬菜、水果等高纤维素食物等。药物治疗上，可使用大便软化剂、肠蠕动刺激剂或缓泻剂治疗。

大部分脑卒中患者还会发生便失禁，但是大多数在2周后消失，持续的便失禁被认为是预后不良的指征。可通过增加从结肠吸收水分的饮食来减少大便次数。如排便次数多，可使用护理用具减少粪便对皮肤的刺激。

二、脑血管病的康复

目前普遍认为，早期康复治疗可改善脑血管疾病患者的预后。因此，建议脑卒中患者病情稳定后即可给予康复训练，并逐渐增加训练强度。

（一）吞咽障碍的康复

吞咽障碍的康复治疗是以改善吞咽生理为目标的锻炼方法。目前常用的方法有：口轮匝肌训练、舌运动训练、增强吞咽反射能力的训练、咽喉运动训练、空吞咽训练、冰刺激、神经肌肉电刺激等。每种方法都可针对某个吞咽器官功能异常而改善其功能，降低并发症。

（二）语言功能障碍的康复

有研究表明，60% 脑血管病患者伴有语言障碍，严重危害患者的身心健康。制订合理的训练计划，进行针对性的锻炼，可提高患者的生活质量。

临床中失语症和构音障碍是神经系统中常见的语言障

碍的形式。失语症是脑损伤所致的语言交流能力障碍，构音障碍是神经肌肉的器质性病变，造成发音器官的肌无力及运动不协调所致。语言康复训练越早越有利于语言功能的重建，改善功能转归。对正规的语言训练开始时间，一般为急性期后，患者病情稳定，能够耐受集中训练至少30分钟，可逐渐开始训练，发病3个月内为语言恢复的高峰期。对失语症的语言训练早期开始治疗更为有效，在患者生命体征平稳，神经症状不再发展后48小时即可开始。如采用诱导治疗、音韵治疗和语义治疗或使用手势、图标或提示性发音等，均能改善语言的功能。命名性失语训练重点是口语、命令、文字和称呼；Broca失语，主要是发音转换训练、文字和构音训练。轻度至中度构音障碍患者治疗时可按照呼吸、喉、腭和腭咽区、舌体、舌尖、唇、下颌运动的顺序一步一步地进行，可采用构音改善、克服鼻音化、克服费力音、语调训练、音量训练、图片版等方式进行训练。

（三）运动与感觉障碍的康复

脑血管病患者约有50%存在感觉功能损害，70%患者存在运动功能损害，并且感觉运动功能损害常常都是并存的。脑卒中后进行早期康复训练能够加速患者肢体运动的恢复，减轻肢体功能上的残疾。

1. 肌力的评估与康复

临床常用六级肌力评定法评估肌力。改善脑卒中后肌力的有效方法包括：渐进式抗阻训练、肌电生物反馈疗法与常规康复治疗相结合、电刺激。这样可以提高肌力，有助于活动能力的恢复，且肌力增加后不加重痉挛状态。触觉（浅感觉）和肌肉运动知觉（深感觉）可通过特定感觉训练而得以改善，感觉关联性训练有助于运动功能的改善。采用经皮电刺激联合常规治疗可提高感觉障碍患者的感觉功能，同时也能改善患者的运动功能。

2. 体位的摆放与活动

早期脑卒中偏瘫患者的肢体多为弛缓性瘫，脑卒中患者由于运动功能损害的持续存在，常常导致关节发生挛缩，易出现肩关节半脱位。由于患者的体位摆放或活动不当还可诱发加重肩痛、肩手综合征、肢体肿胀、废用综合征、压疮等并发症的发生。

（1）良肢位摆放：脑卒中后患者的体位摆放在不影响患者生命体征的前提下，应随时注意保护患肢，对抗痉挛，避免上肢屈曲，下肢过度伸展，痉挛期肢体置于抗痉挛体位，1～2小时变换一次，必要时选择固定性手矫形器、腕矫形器、踝足矫形器等。健侧卧位时，患侧在上，身前用枕头支撑，患侧上肢自然伸展，患侧下肢屈曲；患侧卧位时，患侧在下，背后用枕头支撑，患侧上肢伸展，下肢微屈，健侧上肢自然位，下肢呈迈步位；仰卧位时，患侧臀部和肩胛部用枕头支撑，患侧上肢伸展，下肢屈膝，头稍转向患侧；床上坐位时，患侧后背、肩部、手臂、下肢用枕头支撑，患侧下肢微屈。

（2）肢体的活动：当患者生命体征平稳，神经疾病症状不再进展后48小时，可锻炼上肢的伸肌和下肢的屈肌；活动幅度和频率的选择依病情逐渐增加；入院后肢体即需要摆放良肢位，适度被动活动；被动活动主要用于患肢各关节，依关节的功能确定活动方向。运动时由上到下，由健侧到患侧肢体，由近及远，有顺序进行肢体的内收、伸展、主动、抗阻训练，活动时注意从大关节开始过渡到小关节，动作轻柔缓慢。恢复期患者可以在康复师指导下在床上活动、坐起、坐位训练，逐步到站立及站立平衡、迈步训练。康复的训练应由专业的治疗师根据患者功能障碍特点，综合应用多种理论和技术，制订个体化的治疗方案来提高康复治疗效果。

（四）认知障碍的康复

认知障碍主要表现为结构和视空间功能、记忆力、执行能力、定向力、注意力障碍等。脑血管病与认知功能障碍的发生有密切的关系。

认知功能训练主要内容有：

（1）注意力训练：使用电脑游戏、虚拟的应用、视觉追踪、猜测游戏等。

（2）记忆力训练：记日记、策划、电话交流、手机等外部设备的刺激法，应用图片、组块、联想、编故事、复述等内部刺激法提高记忆效果。

（3）计算、书写训练：选择患者感兴趣的内容书写、抄写、计算的练习等。

（4）语言训练：向患者讲解训练语言的重要性。训练的目标应放在恢复口语上，以"说"为中心，以生活中必不可少而且又是患者感兴趣的口语为主。如：你好、再见、吃饭等。或向其提出简短的问题，说话缓慢清晰，给患者足够的时间，耐心的倾听对于患者是最大的帮助。在患者表达有困难时可制成"说话卡片"，让患者用手指出其要表达的意思和要求。尽量为患者安排安静的交流环境，不宜有太多的人在旁围观，伤害患者的自尊。沟通时不要应用医学术语。根据患者不同的情况，可以使用肢体语言，最终给予患者清楚的指导。

（5）手势训练：通过患者较熟悉的手势激发其理解能力。如梳头等动作，让患者模仿并重复。

第二节　冠状动脉疾病

一、冠状动脉粥样硬化性心脏病的护理

冠心病、急性心肌梗死是常见的急危重症，积极有效的护理工作是成功救治不可或缺的一部分。冠心病专科护理主要包括：疼痛护理、生活护理、心肌梗死并发症、介入并发症护理等。

（一）疼痛护理

急性心肌梗死患者的疼痛发生突然，程度较重，时间较长，患者常有濒死感。疼痛引起交感神经兴奋，心肌耗氧量增加，动脉痉挛，心肌缺血加重，并发症发生概率增加。含服硝酸甘油对疼痛常无缓解，此时可以与医师沟通，必要时给予吗啡、哌替啶等药物缓解疼痛，用药后要密切观察患者的生命体征。

（二）生活护理

关注患者的饮食、大小便及活动的安排。急性心肌梗死患者处于制动状态，胃肠蠕动减慢，在饮食安排上嘱患者每日少食多餐，进流质、半流质饮食，不可过饱，且患病期间还要保证各种营养物质的摄入，补充维生素。戒烟酒，忌辛辣食物。嘱患者养成定时排便习惯，每次排便不要用力过度，避免增加回心血量，加重心脏负担。因胃肠蠕动减慢易产生便秘，可口服乳果糖、予开塞露或温盐水灌肠等。

（三）心肌梗死并发症的护理

急性心肌梗死常见的并发症有心力衰竭、心律失常、休克、乳头肌功能失调及断裂等。急性心力衰竭是急性心肌梗死患者最常见的并发症，发生率为 20% ~ 40%，分

为急性左心衰竭和急性右心衰竭。应严密观察患者有无呼吸困难、咳嗽、咳痰、尿少等，一旦发现，及时帮助患者摆好安全体位，双腿下垂，减少回心血量，给予吸氧及吗啡、呋塞米等治疗。恶性心律失常分为快速型和缓慢型，快速型心律失常包括室性心动过速和心室颤动，缓慢型心律失常有窦性停搏、房室传导阻滞等，应密切观察患者的心律、心率变化，备好各种抢救药物，一旦发生可及时处理。急性心肌梗死后，由于心肌收缩力减弱，心排血功能显著降低，可并发心源性休克。护理患者要密切观察休克表现，有休克倾向时及时与医师沟通，做好抢救准备。乳头肌功能失调及断裂，多数发生在急性心肌梗死后 1 周，此期间护理重点在于预防心肌的进一步缺血，防止并发症的产生。

（四）介入相关并发症护理

1. 出血和血肿的护理

穿刺部位的出血和血肿是较常见并发症。对 PCI 术后的止血处理，一般采用弹性绷带进行加压包扎，现在较常用的有桡动脉动脉压迫止血器、股动脉血管闭合器等。出血、血肿的发生与体重、周围血管病变、高血压、抗血栓治疗强度、操作过程、过早活动等有关。PCI 术后护理应注意：

（1）术后告诉患者勿任意改变体位。

（2）密切观察穿刺部位有无出血、皮下血肿倾向。

（3）对已形成血肿者防止血肿扩大，局部淤血或小血肿不需特殊处理，可自行吸收，面积稍大的血肿可在术后24 ～ 48 小时给予相应的处理。

（4）使用压迫器者要定时观察术肢动脉搏动及血液循环情况。

2. 造影剂肾病的护理

造影剂肾病（contrast induced nephropathy，CIN）常发生在使用造影剂后的 2 ～ 3 天。在无任何危险因素的普通人群，造影剂肾病的发病率为 20%，但高危人群造影剂肾病的发生率可达 70%。因此，应充分重视 CIN 的早期预防。水化疗法作为一种有效的预防方法，主要是通过促进肾血管扩张，增加尿量，防止造影剂在肾小管内结晶，从而减少对肾小管的破坏，降低 CIN 的发生。有文献指出，术中应用造影剂 200 ml，术后应补液 1500 ml，可结合患者心脏功能调整。因此，术中应准确记录造影剂用量，术后把握水化治疗的时间，从而有效地给予补液，预防或降低 CIN 的发生。

二、冠状动脉粥样硬化性心脏病的康复治疗

心脏康复的益处已有大量的循证医学证据支持。冠心病康复治疗可降低心肌梗死的病死率，减轻心绞痛症状，提高患者生活质量。冠心病康复治疗分为 3 期：院内康复期、院外早期康复、院外长期康复。

（一）院内康复期

院内康复治疗的目标是：缩短住院时间，促进日常生活及运动能力的恢复，增加患者自信心，减少心理痛苦，减少再住院；避免卧床带来的不利影响（如运动耐量减退、低血容量、血栓栓塞性并发症），提醒戒烟，并为院外康复做准备。

1. 患者教育

院内康复期的患者最容易接受健康教育，因此是最佳的患者教育时期。为患者分析发病诱因，从而避免再次发病。让患者了解冠心病相关知识，避免不必要的紧张和焦

虑，控制冠心病危险因素，提高患者依从性。此时宣传教育重点是生存教育和戒烟。

生存教育的目的是帮助患者在家处理心脏突发问题。步骤：

（1）请患者回顾心脏病发作时的症状和征兆。

（2）关注胸痛或不适特征，告诉患者如何识别胸痛等不适症状是否与心脏病相关。

（3）告诉患者如果采取有效治疗与康复，可使心脏事件再发可能性减小，但一旦发生应积极处理，步骤：

① 停止正在从事的任何事情；

② 马上坐下或躺下；

③ 如果症状 1 ~ 2 分钟后没有缓解，立即舌下含服硝酸甘油 1 片（0.5 mg）；若 3 ~ 5 分钟后症状不缓解或加重，再舌下含服 1 片；必要时 5 分钟后再含服 1 片；如果经上述处理症状仍不缓解或不备有硝酸甘油应马上呼叫急救电话，就近就医。

戒烟：心脏事件发生后的患者戒烟干预成功率较高。引导患者明确吸烟的不良后果，让患者知晓戒烟的益处，明确戒烟可能遇到的障碍，如体重增加、抑郁、戒断症状等。

2. 运动康复及日常生活指导

康复锻炼的目的是帮助患者恢复体力及日常生活能力，出院时达到生活基本自理。早期运动康复计划因人而异，病情重、预后差的患者运动康复的进展宜缓慢，反之，可适度加快进程。一般来说，患者一旦脱离急性危险期，病情处于稳定状态，运动康复即可开始。参考标准：

（1）过去 8 小时内无新发或再发胸痛；

（2）心肌损伤标志物水平没有进一步升高；

（3）无明显心力衰竭失代偿征兆（静息时呼吸困难伴

湿性啰音）；

（4）过去8小时内无新发严重心律失常或心电图改变。

运动康复应循序渐进，从被动运动开始，逐步过渡到坐位、坐位双脚悬吊在床边、床旁站立、床旁行走，病房内步行以及上1层楼梯或踏车训练。这个时期患者运动康复和恢复日常活动的指导必须在心电和血压监护下进行（推荐使用遥测心电监护系统），运动量宜控制在较静息心率增加20次/分左右，同时患者感觉不费力。如果运动或日常活动后心率增加大于20次/分，患者感觉费力，宜减少运动量或日常活动。

（二）院外早期康复

一般在出院后1～6个月进行。PCI、CABG术后2～5周开始进行。与院内康复不同，除了患者评估、患者教育、日常活动指导、心理支持外，院外康复计划增加了每周3～5次心电和血压监护下的中等强度运动，包括有氧运动、阻抗运动及柔韧性训练等。每次持续30～90分钟，共3个月左右。推荐运动康复次数为36次，不低于25次。因目前我国冠心病患者住院时间控制在平均7天左右，因此院内康复时间有限，院外康复为冠心病康复的核心阶段。

1. 康复训练时机

对AMI和（或）ACS恢复期、稳定性心绞痛、PCI或CABG后6个月内的患者，建议尽早进行康复计划。暂缓康复治疗的患者：不稳定性心绞痛，心功能Ⅳ级，未控制的严重心律失常，未控制的高血压（静息收缩压 > 160 mmHg 或静息舒张压 > 100 mmHg）。

2. 患者评估

综合患者既往史、冠心病的危险因素、平常的生活方式和运动习惯以及常规辅助检查，如心肌损伤标志物、超声心动图（判断有无心脏扩大、左心室射血分数）、运动负荷试验，以及心理评估等对患者进行评定及危险分层。

3. 运动负荷试验　是患者进行运动康复前的重要检测指标，用于诊断、预后判断、日常生活指导和运动处方制订以及疗效评定。常用的运动负荷试验方法有心电图运动负荷试验和心肺运动负荷试验。两种测试方法均有一定风险，须严格掌握适应证和禁忌证，以及终止试验的指征，保证测试安全性。

（1）运动负荷试验的绝对禁忌证：

① AMI（2 天内）；

② 不稳定性心绞痛；

③ 未控制的心律失常，且引发症状或血流动力学障碍；

④ 心力衰竭失代偿期；

⑤ 三度房室传导阻滞；

⑥ 急性非心源性疾病，如感染、肾衰竭、甲状腺功能亢进；

⑦ 运动系统功能障碍，影响测试进行；

⑧ 患者不能配合。

（2）相对禁忌证：

① 左主干狭窄或类似情况；

② 重度狭窄性瓣膜病；

③ 电解质异常；

④ 心动过速或过缓；

⑤ 心房颤动且心室率未控制；

⑥ 未控制的高血压（静息收缩压 > 160 mmHg 或静息舒张压 > 100 mmHg）。

（3）运动负荷试验终止指征：

① 达到目标心率；

② 出现典型心绞痛;

③ 出现明显症状和体征:呼吸困难、面色苍白、发绀、头晕、眼花、步态不稳、运动失调、缺血性跛行;

④ 随运动而增加的下肢不适感或疼痛;

⑤ 出现 ST 段水平型或下斜型下降≥0.15 mV 或损伤型 ST 段抬高≥0.20 mV;

⑥ 出现恶性或严重心律失常,如室性心动过速、心室颤动、R on T 室性期前收缩、室上性心动过速、频发多源性室性期前收缩、心房颤动等;

⑦ 运动中收缩压不升或降低 > 10 mmHg;血压过高,收缩压 > 220 mmHg;

⑧ 运动引起室内传导阻滞;

⑨ 患者要求结束运动。

临床上,应根据患者的能力水平进行极量、次极量、症状限制性运动负荷试验。极量运动试验很少用于冠心病患者;次极量运动试验有一个预先设定的终点,通常为预测最大心率的 70% ~ 85%,或峰值心率为 120 次 / 分或为主观设定的代谢当量(metabolic equivalent,METs)水平,如 5 METs。较低水平的次极量运动试验常用于 AMI 后 4 ~ 6 天的住院患者,作为早期运动康复的指导或为评价患者日常生活活动的能力提供依据。而症状限制性运动试验设计为直到患者出现运动试验必须终止的症状和体征才停止,通常用于 AMI 后 14 天以上的患者。如果无设备条件完成运动负荷试验,可酌情使用 6 分钟步行试验、代谢当量活动问卷等替代方法。

(三)冠心病的常规运动康复程序

根据患者的评估及危险分层,给予有指导的运动。其中运动处方的制订是关键。需特别指出,每位冠心病患者的运动康复方案须根据患者实际情况制订，即个体化原则，但应遵循普遍性的指导原则。

1. 经典的运动康复程序包括 3 个步骤。

第一步：准备活动，即热身运动，多采用低水平有氧运动，持续 5 ~ 10 分钟。目的是放松和伸展肌肉、提高关节活动度和心血管的适应性，预防运动诱发的心脏不良事件及预防运动性损伤。

第二步：训练阶段，包含有氧运动、阻抗运动、柔韧性运动等，总时间 30 ~ 90 分钟。其中，有氧运动是基础，阻抗运动和柔韧性运动是补充。

（1）有氧运动：有氧运动所致的心血管反应主要是心脏的容量负荷增加，改善心脏功能。其对冠心病的治疗作用有：使冠状动脉管径增大、弹性增加；改善血管内皮功能，从而改善冠状动脉的结构和功能；促进冠状动脉侧支循环建立，代偿性的改善冠状动脉供血供氧能力；稳定冠状动脉的斑块；增加血液流动性，减少新发病变；有益于防控冠心病的危险因素，如高血压、血脂异常、糖尿病及肥胖等。

常用的有氧运动方式有：行走、慢跑、骑自行车、游泳、爬楼梯，以及在器械上完成的行走、踏车、划船等，每次运动 20 ~ 40 分钟。建议初始从 20 分钟开始，根据患者运动能力逐步增加运动时间和运动频率 3 ~ 5 次 / 周，运动强度为最大运动强度的 50% ~ 80%。体能差的患者，运动强度水平设定为 50%，随着体能改善，逐步增加运动强度，对于体能好的患者，运动强度应设为 80%。通常采用心率评估运动强度。

常用的确定运动强度的方法有：心率储备法、无氧阈法、目标心率法、自我感知劳累程度分级法。其中，前三种方法需心电图负荷试验或心肺运动负荷试验获得相关参数。推荐联合应用上述方法，尤其是应结合自我感知劳累程度分级法。

① 心率储备法：此法不受药物（β 受体阻滞剂等）的影响，临床上最常用，方法如下：目标心率 =（最大心率 − 静息心率）× 运动强度 %+ 静息心率。例如，患者最大心率 160 次 / 分，静息心率 70 次 / 分，选择的运动强度为 60%，目标心率 =（160−70）×60%+70=124 次 / 分。

② 无氧阈法：无氧阈水平相当于最大摄氧量的 60% 左右，此水平的运动是冠心病患者最佳运动强度，此参数需通过运动心肺试验或血乳酸阈值获得，需一定设备和熟练的技术人员。

③ 目标心率法：在静息心率的基础上增加 20 ~ 30 次 / 分，体能差的增加 20 次 / 分，体能好的增加 30 次 / 分。此方法简单方便，但欠精确。

④ 自我感知劳累程度分级法：多采用 Borg 评分表（6 ~ 20 分），通常建议患者在 12 ~ 16 分范围内运动。

（2）阻抗运动

① 对冠心病的益处：与有氧运动比较，阻抗运动引起的心率反应性较低，主要增加心脏的压力负荷，从而增加心内膜下血流灌注，获得较好的心肌氧供需平衡。其他益处：增加骨骼肌质量，提高基础代谢率；增强骨骼肌力量和耐力，改善运动耐力，帮助患者重返日常生活和回归工作；其他慢性病包括腰痛、骨质疏松、肥胖、糖尿病等也能从阻抗运动中获益。

② 冠心病的阻抗运动形式：多为循环阻抗力量训练，即一系列中等负荷、持续、缓慢、大肌群、多次重复的阻抗力量训练，常用的方法中有的利用自身重量（如俯卧

撑），有的利用哑铃或杠铃、运动器械以及弹力带。其中弹力带具有易于携带、不受场地及天气的影响、能模仿日常动作等优点，特别适合基层应用。每次训练 8 ~ 10 组肌群，躯体上部和下部肌群可交替训练，每周 2 ~ 3 次或隔天 1 次，初始推荐强度为：上肢为一次最大负荷量（one repetition maximum，1-RM，即在保持正确的方法且没有疲劳感的情况下，一个人仅一次重复能举起的最大重量）的 30% ~ 40%，下肢为 50% ~ 60%，Borg 评分 11 ~ 13 分。应注意训练前必须有 5 ~ 10 分钟的有氧运动热身，最大运动强度不超过 50% ~ 80%，切记运动过程中用力时呼气，放松时吸气，不要憋气，避免 Valsalva 动作。

③ 阻抗运动的时机选择：PCI 后至少 3 周，且应在连续 2 周有医学监护的有氧训练之后进行；心肌梗死或 CABG 后至少 5 周，且应在连续 4 周有医学监护的有氧训练之后进行；CABG 后 3 个月内不应进行中到高强度上肢力量训练，以免影响胸骨的稳定性和胸骨伤口的愈合。

（3）柔韧性运动：骨骼肌最佳功能需要患者的关节活动维持在应有范围内，保持躯干上部和下部、颈部和臀部的灵活性和柔韧性尤其重要，如果这些区域缺乏柔韧性，会增加慢性颈肩、腰背痛的危险。老年人普遍柔韧性差，使日常生活活动能力降低。柔韧性训练运动对老年人也很重要。训练原则应以缓慢、可控制的方式进行，并逐渐加大活动范围。训练方法：每一部位拉伸时间 6 ~ 15 秒，逐渐增加到 30 秒，如可耐受可增加到 90 秒，期间正常呼吸，强度为有牵拉感觉同时不感觉疼痛，每个动作重复 3 ~ 5 次，总时间 10 分钟左右，每周 3 ~ 5 次。

第三步：放松运动，有利于运动系统的血液缓慢回到心脏，避免心脏负荷突然增加诱发心脏事件。因此，放松运动是运动训练必不可少的一部分。放松方式可以是慢节奏有氧运动的延续或是柔韧性训练，根据患者病情轻重可持续 5 ~ 10 分钟，病情越重放松运动的持续时间宜越长。安全的运动康复除制订正确的运动处方和医务人员指导外，还需运动中行心电及血压等监护。低危患者运动康复时无需医学监护，中危患者可间断医学监护，高危患者需严格连续医学监护。对于部分低、中危患者，可酌情使用心率表监护心率。同时应密切观察患者运动中表现，在患者出现不适反应时能正确判断并及时处理，并教会患者识别可能的危险信号。运动中有如下症状时，如胸痛，有放射至臂部、耳部、颌部、背部的疼痛；头晕目眩；过度劳累；气短；出汗过多；恶心、呕吐；脉搏不规则，应马上停止运动，停止运动上述症状仍持续，特别是停止运动 5 ~ 6 分钟后，心率仍增加，应进一步观察和处理。如果感觉到有任何关节或肌肉不寻常疼痛，可能存在骨骼、肌肉的损伤，也应立即停止运动。

2. 冠心病的其他康复方法

太极拳、八段锦等中医传统康复方法也有利于冠心病患者康复。

3. 院外长期康复

也称社区或家庭康复期，为心血管事件 1 年后的院外患者提供预防和康复服务。这个时期，部分患者已恢复到可重新工作和恢复日常活动。为减少心肌梗死或其他心血管疾病风险，强化生活方式改变，进一步的运动康复是必要的。此期的关键是维持已形成的健康生活方式和运动习惯。另外运动的指导应因人而异，低危患者的运动康复无需医学监护，中、高危患者的运动康复中仍需医学监护。

此外，纠正危险因素和心理社会支持仍需继续。

第三节　周围血管性疾病

一、周围血管性疾病介入术后护理

（一）介入伤口的护理

周围血管介入治疗最常见的为股动脉入路，一些操作如下肢静脉滤器为股静脉入路。股动脉入路一般制动12～24小时，股静脉入路制动6小时。介入术后6小时要严密观察生命体征的变化，注意穿刺部位有无渗血、血肿、搏动性包块等。保持伤口敷料清洁，伤口敷料污染时要及时更换，防止发生局部感染。定时观察足背动脉搏动情况及患肢皮肤温度、颜色，询问有无疼痛和感觉障碍。指导患者做足部伸屈运动，促进静脉血回流，减轻肿胀，防止血栓形成。下肢血管手术患者需每日测量并记录患肢不同平面的周径，以便与术前及健侧周径相比较，判断治疗效果。

（二）介入并发症的观察

术后常见的并发症有血栓形成、空气栓塞、感染和导管所致血栓脱落、腔静脉阻塞或穿孔等。术后必须严密监测生命体征，仔细询问并观察有无胸闷、胸痛、憋气和呼吸困难以及咳嗽、咯血、腹痛等症状和体征。备齐必备的抢救物品及药品，准备随时抢救。必要时可做动脉血气分析、心电图及心肌酶谱检查，动态监测有无栓塞发生。

二、下肢动脉硬化闭塞的康复锻炼

对于间歇性跛行的患者，康复训练可促进下肢侧支循环形成，增加局部血流，改善症状，提高患者生活质量。

因此，应根据患者介入术后的血管通畅情况，制订个体性康复运动计划。对于能行走的患者嘱其可拄拐或自行行走2～3次/日，20～30分钟/次，坚持一段时间（5～7天）无明显疼痛者可增加行走次数和时间。对于疼痛明显不能坚持的可以缩短每次的行走时间5～10分钟/次，增加行走次数5～6次/日。对于暂时不能行走的患者，教会其做 Buerger 运动：

（1）平卧位：抬高四肢45°以上，维持2～3分钟。

（2）坐位：双腿自然下垂，足跟踏地，做足背屈和左右摇摆运动，足趾向上翘并尽量伸开，再往下收拢，每3组动作持续3分钟。

（3）恢复平卧姿势，双腿放平，盖被保暖，休息5分钟。

（4）抬高足趾，足跟运动10次，完成运动。

告知患者康复运动是一个循序渐进的过程，不要急于求成，否则适得其反，可以缩短时间增加次数，一般活动时以患肢无明显疼痛为准。

参考文献

［1］Liu Huan, Xie Wuxiang, Liu Jinbo, et al. Comparison of vascular-related diseases in their associations with carotid femoral pulse wave velocity: From the Beijing Vascular Disease Patients Evaluation Study (BEST Study): International journal of clinical practice, 2019, 73(11): e13400.

［2］Zhao Xiaoxiao, Liu Jinbo, Zhao Hongwei, et al. The effect of cardiovascular risk factors on the carotid intima-media thickness in an old-aged cohort with hypertension: a longitudinal evolution with 4-year follow-up of a random clinical trial. Clinical and experimental hypertension, 2019, 41(1): 49-57.

［3］Ford TJ, Rocchiccioli P, Good R, et al. Systemic microvascular dysfunction in microvascular and vasospastic angina. European heart journal, 2018, 39(46)：4086-4097.

［4］Scuteri A, Wang Hongyu. Pulse wave velocity as a marker of cognitive impairment in the elderly.Journal of Alzheimer's disease，2014，42（4）：S401-410.

［5］Gorelick PB, Scuteri A, Black SE, et al. Vascular contributions to cognitive impairment and dementia: a statement for healthcare professionals from the american heart association/american stroke association, Stroke, 2011, 42(9): 2672-2713.

［6］Ludmer PL, Selwyn AP, Shook TL, et al. Paradoxical vasoconstriction induced by acetylcholine in atherosclerotic coronary arteries. N Engl J Med, 1986, 315 (17): 1046-1051.

［7］Schächinger V, Britten MB, Zeiher AM. Prognostic impact of coronary vasodilator dysfunction on adverse long-term outcome of coronary heart disease. Circulation, 2000, 101: 1899-1906.

［8］Leung DY, Leung M. Non-invasive/invasive imaging: significance and assessment of coronary microvascular dysfunction. Heart, 2011, 97 (7): 587-595.

［9］Soga J, Noma K, Hata T, et al. Rho-associated kinase activity, endothelial function, and cardiovascular risk factors. Arterioscler Thromb Vasc Biol, 2011, 31 (10): 2353-2359.

［10］王宏宇. 中国血管病变早期检测技术应用指南（2011）第二次报告. 心血管病学进展，2011，32（3）：318-323.

［11］Yeboah J, Folsom AR, Burke GL, et al. Predictive value of brachial flow-mediated dilation for incident cardiovascular events in a population-based study: the multi-ethnic study of atherosclerosis. Circulation, 2009, 120 (6): 502-509.

［12］Yeboah J, Crouse JR, Hsu FC, et al. Brachial flow-mediated dilation predicts incident cardiovascular events in older adults: the Cardiovascular Health Study. Circulation, 2007, 115 (18): 2390-2397.

［13］Maruhashi T, Soga J, Fujimura N, et al.

Relationship between flow-mediated vasodilation and cardiovascular risk factors in a large community-based study. Heart, 2013, 99 (24): 1837-1842.

［14］Gori T, Grotti S, Dragoni S, et al. Assessment of vascular function: flow-mediated constriction complements the information of flow-mediated dilatation. Heart, 2010, 96 (2): 141-147.

［15］Shechter M, Shechter A, Koren-Morag N, et al. Usefulness of brachial artery flow-mediated dilation to predict long-term cardiovascular events in subjects without heart disease. Am J Cardiol, 2014, 113 (1): 162-167.

［16］Thijssen DHJ, Black MA, Pyke KE, et al. Assessment of flow-mediated dilationin humans: a methodological and physiological guideline. Am J Physiol Heart Circ Physiol, 2011, 300: H2-H12.

［17］Higashi Y. Assessment of endothelial function. History, methodological aspects, and clinical perspectives. Int Heart J, 2015, 56 (2): 125-134.

［18］Hamburg NM, Keyes MJ, Larson MG, et al. Cross-sectional relations of digital vascular function to cardiovascular risk factors in the Framingham heart study. Circulation, 2008, 117 (19): 2467-2474.

［19］Matsuzawa Y, Kwon TG, Lennon RJ, et al. Prognostic value of flow-mediated vasodilation in brachial artery and fingertip artery for cardiovascular events: a systematic review and meta-analysis. J Am Heart Assoc, 2015, 4 (11): e002270.

［20］Rubinshtein R, Kuvin JT, Soffler M, et al.

Assessment of endothelial function by non-invasive peripheral arterial tonometry predicts late cardiovascular adverse events. Eur Heart J, 2010, 31 (9): 1142-1148.

[21] Matsuzawa Y, Sugiyama S, Sumida H, et al. Peripheral endothelial function and cardiovascular events in high-risk patients. J Am Heart Assoc, 2013, 2 (6): e000426.

[22] Patvardhan EA, Heffernan KS, Ruan JM, et al. Assessment of vascular endothelial function with peripheral arterial tonometry: information at your fingertips? Cardiol Rev, 2010, 18 (1): 20-28.

[23] Anderson TJ, Phillips SA. Assessment and prognosis of peripheral artery measures of vascular function. Prog Cardiovasc Dis, 2015, 57 (5): 497-509.

[24] Nohria A, Gerhard-Herman M, Creager MA, et al. Role of nitric oxide in the regulation of digital pulse volume amplitude in humans. J Appl Physiol (1985) , 2006, 101 (2): 545-548.

[25] Hippisley-Cox J, Coupland C, Vinogradova Y, et al. Derivation and validation of QRISK, a new cardiovascular disease risk score for the United Kingdom: prospective open cohort study. BMJ, 2007, 335 (7611): 136.

[26] Onkelinx S. Reproducibility of different methods to measure the endothelial function. Vasc Med, 2012, 17 (2): 79-84.

[27] Xu Y, Arora RC, Hiebert BM, et al. Non-invasive endothelial function testingand the risk of adverse outcomes: a systematic review and meta-analysis. Eur Heart J Cardiovasc Imaging, 2014, 15 (7): 736-746.

［28］Hamburg NM, Palmisano J, Larson MG, et al. Relation of brachial and digital measures of vascular function in the community: the Framingham heart study. Hypertension, 2011, 57 (3): 390-396.

［29］Schnabel RB, Schulz A, Wild PS, et al. Noninvasive vascular function measurement in the community: cross-sectional relations and comparison of methods. Circ Cardiovasc Imaging, 2011, 4 (4): 371-380.

［30］Mocco J, Choudhri TF, Mack WJ, et al. Elevation of soluble intercellular adhesion molecule-1 levels in symptomatic and asymptomatic carotid atherosclerosis. Neurosurgery, 2001, 48: 718-721.

［31］Halcox JP, Schenke WH, Zalos G, et al. Prognostic value of coronary vascular endothelial dysfunction. Circulation, 2002, 106 (6): 653-658.

［32］Akiyama E, Sugiyama S, Matsuzawa Y, et al. Incremental prognostic significance of peripheral endothelial dysfunction in patients with heart failure with normal left ventricular ejection fraction. J Am Coll Cardiol, 2012, 60 (18): 1778-1786.

［33］Kato T, Umeda A, Miyagawa K, et al. Varenicline-assisted smoking cessation decreases oxidative stress and restores endothelial function. Hypertens Res, 2014, 37 (7): 655-658.

［34］Touboul PJ, Hennerici MG, Meairs S, et al. Mannheim carotid intima-media thickness and plaque consensus (2004-2006-2011) . An update on behalf of the advisory board of the 3rd, 4th and 5th watching the risk symposia, at the 13th, 15th and 20th European Stroke Conferences, Mannheim, Germany, 2004, Brussels, Belgium, 2006, and Hamburg, Germany, 2011. Cerebrovasc Dis, 2012, 34 (4): 290-296.

［35］Onut R, Balanescu AP, Constantinescu D, et al. Imaging atherosclerosis by carotid intima-media thickness in vivo: how to, where and in whom ?Maedica (Buchar) , 2012, 7 (2): 153-162.

［36］Touboul PJ, Labreuche J, Bruckert E, et al. HDL-C, triglycerides and carotid IMT: a meta-analysis of 21, 000 patients with automated edge detection IMT measurement. Atherosclerosis, 2014, 232 (1): 65-71.

［37］Nambi V, Chambless L, Folsom AR, et al. Carotid intima-media thickness and presence or absence of plaque improves prediction of coronary heart disease risk: the ARIC (atherosclerosis risk in communities) study. J Am Coll Cardiol, 2010, 55 (15): 1600-1607.

［38］Fernández-Friera L, Peñalvo JL, Fernández-Ortiz A, et al. Prevalence, vascular distribution, and multiterritorial extent of subclinical atherosclerosis in a middle-aged cohort: the PESA (progression of early subclinical atherosclerosis) study. Circulation, 2015, 131 (24): 2104-2113.

［39］Lakatta EG. Arterial and cardiac aging: major shareholders in cardiovascular disease enterprises: Part III: cellular and molecular clues to heart and arterial aging. Circulation, 2003, 107 (3): 490-497.

［40］Boutouyrie P, Fliser D, Goldsmith D, et al. Assessment of arterial stiffness for clinical and epidemiological studies: methodological considerations for validation and entry into the European Renal and Cardiovascular Medicine registry. Nephrol Dial Transplant, 2014, 29 (2): 232-239.

［41］Coutinho T, Turner ST, Kullo IJ. Aortic pulse wave velocity is associated with measures of subclinical target organ damage. JACC Cardiovasc Imaging, 2011, 4 (7): 754-761.

［42］Mikael LD, de Paiva, AMG, et al. Vascular aging and arterial stiffness. Arq Bras Cardiol, 2017, 109 (3): 253-258.

［43］Zeki AHA, Newman AB, Simonsick E, et al. Pulse wave velocity and cognitive decline in elders: the health, aging, and body composition study. Stroke, 2013, 44 (2): 388-393.

［44］Wang H. Cardio-ankle vascular index: a new marker for vascular health evaluation (experience from China) . J Hum Hypertens, 2015, 29 (2): 136.

［45］Nam SH, Kang SG, Lee YA, et al. Association of metabolic syndrome with the cardioankle vascular index in asymptomatic Korean population. J Diabetes Res, 2015, 2015: 328585.

［46］Sugimoto T, Misu S, Sawa R, et al. Association between the cardio-ankle vascular index and executive function in community-dwelling elderly people. J Atheroscler Thromb, 2016, 23 (7): 857-864.

［47］O'Rourke MF, Adji A. Noninvasive studies of central aortic pressure. Curr Hypertens Rep, 2012, 14 (1): 8-20.

［48］Cloud GC, Rajkumar C, Kooner J, et al. Estimation of central aortic pressure by SphygmoCor requires intra-arterial peripheral pressures. Clin Sci (Lond) , 2003, 105 (2): 219-225.

［49］Takazawa K, Kobayashi H, Shindo N, et al.

Relationship between radial and central arterial pulse wave and evaluation of central aortic pressure using the radial arterial pulse wave. Hypertens Res, 2007, 30 (3): 219-228.

[50] Cui R, Li Y, Krisztina G, et al. An association between central aortic pressure and subclinical organ damage of the heart among a general Japanese cohort: circulatory risk in communities study (CIRCS) . Atherosclerosis, 2014, 232 (1): 94-98.

[51] Pini R, Cavallini MC, Palmieri V, et al. Central but not brachial blood pressure predicts cardiovascular events in an unselected geriatric population: the ICARe dicomano study. J Am Coll Cardiol, 2008, 51 (25): 2432-2439.

[52] 2013 Practice guidelines for the management of arterial hypertension of the European Society of Hypertension (ESH) and the European Society of Cardiology (ESC): ESH/ ESC Task Force for the Management of Arterial Hypertension. J Hypertens, 2013, 31 (10): 1925-1938.

[53] Safar ME, London GM. Therapeutic studies and arterial stiffness in hypertension: recommendations of the European Society of Hypertension. The clinical committee of arterial structure and function. Working group on vascular structure and function of the European Society of Hypertension. J Hypertens, 2000, 18 (11): 1527-1535.

[54] Wilkinson IB, MacCallum H, Flint L, et al. The influence of heart rate on augmentation index and central arterial pressure in humans. J Physiol, 2000, 15: 525 (Pt 1): 263-270.

[55] Vlachopoulos C, Aznaouridis K, O'Rourke MF, et

al. Prediction of cardiovascular events and all-cause mortality with central haemodynamics: a systematic review and meta-analysis. Eur Heart J, 2010, 31 (15): 1865-1871.

[56] Riggio S, Mandraffino G, Sardo MA, et al. Pulse wave velocity and augmentation index, but not intima-media thickness, are early indicators of vascular damage in hypercholesterolemic children. Eur J Clin Invest, 2010, 40 (3): 250-257.

[57] Kim DH, Braam B. Assessment of arterial stiffness using applanation tonometry. Can J Physiol Pharmacol, 2013, 91 (12): 999-1008.

[58] European Stroke Organization, Tendera M, Aboyans V, et al. ESC Guidelines on the diagnosis and treatment of peripheral artery diseases: document covering atherosclerotic disease of extra cranial carotid and vertebral, mesenteric, renal, upper and lower extremity arteries: The task force on the diagnosis and treatment of peripheral artery diseases of the European Society of Cardiology (ESC). Eur Heart J, 2011, 32 (22): 2851-2906.

[59] Kullo IJ, Rooke TW. Clinical Practice. Peripheral artery disease. N Engl J Med, 2016, 374 (9): 861-871.

[60] Stein R, Hriljac I, Halperin JL, et al. Limitation of the resting ankle-brachial index in symptomatic patients with peripheral arterial disease. Vasc Med, 2006, 11 (1): 29-33.

[61] Aboyans V, Criqui MH, Abraham P, et al. Measurement and interpretation of the ankle-brachial index: a scientific statement from the American Heart Association. Circulation, 2012, 126 (24): 2890-2909.

［62］Kojima I, Ninomiya T, Hata J, et al. A low ankle brachial index is associated with an increased risk of cardiovascular disease: the Hisayama study. J Atheroscler Thromb, 2014, 21 (9): 966-973.

［63］Velescu A, Clara A, Peñafiel J, et al. Adding low ankle brachial index to classical risk factors improves the prediction of major cardiovascular events. The REGICOR study. Atherosclerosis, 2015, 241 (2): 357-363.

［64］Fowkes FG, Murray GD, Butcher I, et al. Ankle brachial index combined with Framingham risk score to predict cardiovascular events and mortality: a meta-analysis. JAMA, 2008, 300 (2): 197-208.

［65］Aboyans V, Ho E, Denenberg JO, et al. The association between elevated ankle systolic pressures and peripheral occlusive arterial disease in diabetic and nondiabetic subjects. J Vasc Surg, 2008, 48 (5): 1197-1203.

［66］Høyer C, Sandermann J, Petersen LJ. The toe-brachial index in the diagnosis of peripheral arterial disease. J Vasc Surg, 2013, 58 (1): 231-238.

［67］Brumback LC, Jacobs DR, Dermond N, et al. Reproducibility of arterial elasticity parameters derived from radial artery diastolic pulse contour analysis: the multi-ethnic study of atherosclerosis. Blood Press Monit, 2010, 15 (6): 312-315.

［68］Weber T. Arterial stiffness, wave reflections, and the risk of coronary artery disease. Circulation, 2004, PMID: 14662706.

［69］Nelson MR, Stepanek J, Cevette M, et al.

Noninvasive measurement of central vascular pressures with arterial tonometry: clinical revival of the pulse pressure waveform?Mayo Clin Proc, 2010, 85 (5): 460-472.

[70] Manning TS, Shykoff BE, Izzo JL. Validity and reliability of diastolic pulse contour analysis (windkessel model) in humans. Hypertension, 2002, 39 (5): 963-968.

[71] Whelton SP, Silverman MG, McEvoy JW, et al. Predictors of long-term healthy arterial aging: coronary artery calcium nondevelopment in the MESA study. JACC Cardiovasc Imaging, 2015, 8 (12): 1393-1400.

[72] Agatston AS, Janowitz WR, Hildner FJ, et al. Quantification of coronary artery calcium using ultrafast computed tomography. J Am Coll Cardiol, 1990, 15 (4): 827-832.

[73] Blaha MJ. Is there a role for coronary artery calcium scoring for management of asymptomatic patients at risk for coronary artery disease?: Clinical risk scores are not sufficient to define primary prevention treatment strategies among asymptomatic patients. Circ Cardiovasc Imaging, 2014, 7 (2): 398-408.

[74] Pletcher MJ, Sibley CT, Pignone M, et al.Interpretation of the coronary artery calcium score in combination with conventional cardiovascular risk factors: the multi-ethnic study of stherosclerosis (MESA) .Circulation, 2013, 128 (10): 1076-1084.

[75] Qureshi WT, Rana JS, Yeboah J, et al. Risk stratification for primary prevention of coronary artery disease: roles of C-reactive protein and coronary artery calcium. Curr Cardiol Rep, 2015, 17 (12): 110.

［76］Greenland P, Bonow RO. How low-risk is a coronary calcium score of zero?The importance of conditional probability. Circulation, 2008, 117 (13): 1627-1629.

［77］Kollias A, Stergiou GS, Dolan E, et al. Ambulatory arterial stiffness index: a systematic review and meta-analysis. Atherosclerosis, 2012, 224 (2): 291-301.

［78］Kadish AH, Buxton AE, Kennedy HL, et al. ACC/ AHA clinical competence statement on electrocardiography and ambulatory electrocardiography. A report of the ACC/ AHA/ACP-ASIM task force on clinical competence (ACC/ AHA committee to develop a clinical competence statement on electrocardiography and ambulatory electrocardiography). J Am Coll Cardiol, 2001, 38 (7): 2091-2100.

［79］Nasir K, Tsai M, Rosen BD, et al. Elevated homocysteine is associated with reduced regional left ventricular function: the multi-ethnic study of atherosclerosis. Circulation, 2007, 115 (2): 180-187.

［80］Blankenberg S, Zeller T, Saarela O, et al. Contribution of 30 biomarkers to 10-year cardiovascular risk estimation in 2 population cohorts: the MONICA, risk, genetics, archiving, and monograph (MORGAM) biomarker project. Circulation, 2010, 121 (22): 2388-2397.

［81］Folsom AR, Gottesman RF, Appiah D, et al. Plasma d-Dimer and incident ischemic stroke and coronary heart disease: the atherosclerosis risk in communities study. Stroke, 2016, 47 (1): 18-23.

［82］Giles T. Biomarkers, cardiovascular disease, and hypertension. J Clin Hypertens (Greenwich) , 2013, 15 (1): 1.

［83］Nayor M, Enserro DM, Beiser AS, et al. Association of exhaled carbon monoxide with stroke incidence and subclinical vascular brain injury: Framingham heart study. Stroke, 2016, 47 (2): 383-389.

［84］Kaptoge S, Di AE, Pennells L, et al. C-reactive protein, fibrinogen, and cardiovascular disease prediction. N Engl J Med. 2012, 367 (14): 1310-1320.

［85］Mattace-Raso FU, van der Cammen TJ, Hofman A, et al. Arterial stiffness and risk of coronary heart disease and stroke: the rotterdam study. Circulation, 2006, 113 (5): 657-663.

［86］Mannsverk J, Wilsgaard T, Mathiesen EB, et al. Trends in modifiable risk factors are associated with declining incidence of hospitalized and nonhospitalized acute coronary heart disease in a population. Circulation, 2016, 133 (1): 74-81.

［87］Thompson RC, Allam AH, Lombardi GP, et al. Atherosclerosis across 4000 years of human history: the Horus study of four ancient populations. Lancet, 2013, 381 (9873): 1211-1222.

［88］Clarke EM, Thompson RC, Allam AH, et al. Is atherosclerosis fundamental to human aging? Lessons from ancient mummies. J Cardiol, 2014, 63 (5): 329-334.

［89］王宏宇，刘欢 . 新的血管健康分级标准与血管医学 . 心血管病学进展 , 2015，（4）：365-368.

［90］Schulman S, Kakkar AK, Goldhaber SZ, et al. Treatment of acute venous thromboembolism with dabigatran or warfarin and pooled analysis. Circulation, 2014, 129 (7): 764-772.

［91］Kearon C. A conceptual framework for two phases

of anticoagulant treatment of venous thromboembolism. J Thromb Haemost, 2012, 10 (4): 507-511.

［92］Arepally GM. Heparin-induced thrombocytopenia. Blood, 2017, 129 (21): 2864-2872.

［93］Krauel K, Hackbarth C, Fürll B, et al. Heparin-induced thrombocytopenia: in vitro studies on the interaction of dabigatran, rivaroxaban, and low-sulfated heparin, with platelet factor 4 and anti-PF4/heparin antibodies. Blood, 2012, 119 (5): 1248-1255.

［94］EINSTEIN Investigators, Bauersachs R, Berkowitz SD, et al. Oral rivaroxaban for symptomatic venous thromboembolism. N Engl J Med, 2010, 363 (26): 2499-2510.

［95］Lewis BE, Wallis DE, Berkowitz SD, et al. Argatroban anticoagulant therapy in patients with heparin-induced thrombocytopenia. Circulation, 2001, 103 (14): 1838-1843.

［96］中华医学会外科学分会血管外科学组. 深静脉血栓形成的诊断和治疗指南（第 3 版）. 中华血管外科杂志，2017，11（2）：201-208.

［97］Llerena LD, Cáceres-Lóriga FM, Betancourt BY. Recombinant streptokinase: evidences from clinical use. Eur Heart J, 2005, 26 (14): 1448-1449.

［98］Grunwald MR, Hofmann LV. Comparison of urokinase, alteplase, and reteplase for catheter-directed thrombolysis of deep venousthrombosis. J Vasc Interv Radiol, 2004, 15 (4): 347-352.

［99］Bush R, Comerota A, Meissner M, et al. Recommendations for the medical management of chronic venous disease: The role of Micronized Purified Flavanoid Fraction (MPFF). Phlebology, 2017, 32 (1 suppl): 3-19.

［100］Coleridge-Smith P, Lok C, Ramelet AA. Venous leg ulcer: a meta-analysis of adjunctive therapy with micronized purified flavonoid fraction. Eur J Vasc Endovasc Surg, 2005, 30 (2): 198-208.

［101］Andreozzi GM, Bignamini AA, Davi G, et al. Sulodexide for the prevention of recurrent venous thromboembolism: The Sulodexide in Secondary Prevention of Recurrent Deep Vein Thrombosis (SURVET) Study: a multicenter, randomized, double-blind, placebo-controlled trial. Circulation, 2015, 132 (20): 1891-1897.

［102］Ahmed O, Wadhwa V, Patel K, et al. Rising retrieval rates of inferior vena cava filters in the United States: insights from the 2012 to 2016 summary medicare claims data. J Am Coil Radiol, 2018, 15 (11): 1553-1557.

［103］Grassi CJ, Daniele AG, Desai SB, et al. Inferior vena cava filtration. Tampa, FL: SIR workshop book, 2010: 295-301.

［104］Johnson ON 3rd, GiUespie DL, Aidinian G, et al. The uso of retrievable inferior vena cava filters in severely injured military traunm patients. J Vase Surg, 2009, 49: 410-416.

［105］Onat L, Ganiyusufoglu AK, Mutlu A, et al. OptEase and trapEase vena eava filters: a single center experience in 258 patients. Cardiovase Intervent Radiol, 2009, 32: 992-997.

［106］Samama CM, Afshari A. ESA VTE Guidelines Task Force. European guidelines on perioperative venous thronlboembolism prophylaxis. Eur J Anaesthesiol, 2018, 35 (2): 73-76.

［107］Jia Z, Fuller TA, McKinney JM, et al. Utility of retrievable inferior vena cava filters: a systematic literature review and analysis of the reasons for nonretrieval of filters with temporary indications. Cardiovasc Intervent Radiol, 2018, 41 (5): 675-682.

［108］刘建龙，张蕴鑫．建立下腔静脉滤器应用新理念．中国普通外科杂志，2017，26（6）：680-685.

［109］de Gregorio MA, Guirola JA, Serrano C, et al. Success in optional vena cava filter retrieval. An analysis of 246 patients. Arch Bronconeum, 2018, 54: 371-377.

［110］Glocker RJ, Novak Z, Matthews TC, et al. Factors affecting Cook Gunther Tulip and Cook Celect inferior vena cava filter retrieval Success. J Vasc Surg Venous Lymphat Disord, 2014, 2 (1): 21-25.

［111］Kuo WT, Cupp JS, Louie JD, et al. Complex retrieval of embedded IVC filters: alternative techniques and histologic tissue analysis. Cardiovasc Intervent Radiol, 2012, 35 (3): 588-597.

［112］Chen JX, Montgomery J, McLennan G, et al. Endobronchial forceps-assisted and excimer laser-assisted inferior vena cava filter removal: the data, where we are, and how it is done. Tech Vase Interv Radiol, 2018, 2l (2): 85-91.

［113］Iliescu B, Haskal ZJ. Advanced techniques for removal of retrievable inferior vena cava filters. Cardiovasc Intervent Radiol, 2012, 35 (4): 741-750.

［114］Francisco P, Quismorio JR. Cardiac abnormalities

in systemic lupus erythematosus. In: Wallace DJ, Hahn BH, eds. Dubois lupus erythematosus. 5th ed. Baltimore: Williams & Willkins, 1997: 653.

［115］Westerweel PE, Luyten RK, Koomans HA, et al. Premature atherosclerotic cardiovascular disease in systemic lupus erythematosus. Arthritis Rheum, 2007, 56: 1384-1396.

［116］Watts RA. Rheumatoid arthritis: Rheumatoid vasculitis-down but not out. Nat Rev Rheumatol. 2014, 10 (5): 261-262.

［117］Kishore S, Maher L, Majithia V. Rheumatoid Vasculitis: A Diminishing Yet Devastating Menace. Curr Rheumatol Rep. 2017, 19 (7): 39.

［118］菲尔斯坦著，栗占国主译 . 凯利风湿病学第 9 版（中文版）. 北京：北京大学医学出版社，2015.

［119］Campion EW, Glynn RJ, Delabry LO. Asymptomatic hyperuricemia. Risks and consequences in the normative aging study. Am J Med, 1987, 82 (3): 421-426.

［120］Neogi T, Jansen TL, Dalbeth N, et al. 2015 Gout classification criteria: an American College of Rheumatology/ European League Against Rheumatism collaborative initiative. Ann Rheum Dis, 2015, 74 (10): 1789-1798.

［121］Dinesh K, Jhon DF, Puja PK, et al. 2010 American college of rheumatology guidelines for management of gout. Part 1: Systemic nonpharmacologic and pharmacologic therapeutic approaches to hyperuricemia. Arthrit Care Res. 2012, 64 (10): 1431-1446.

［122］Dinesh K, Puja PK, John DF, et al. 2012 American college of rheumatology guidelines for management of gout. Part 2: Therapy and anti-inflammatory prophylaxis of acute gouty arthritis. Arthritis Care & Research. 2012, 64 (10): 1447-1461.

［123］Li R, Sun J, Ren LM, et al. Epidemiology of eight common rheumatic diseases in China: a large-scale cross-sectional survey in Beijing. Rheumatology (Oxford), 2012, 51: 721-729..

［124］Criteria for diagnosis of Behçet's disease. International study group for Behçet's disease. Lancet, 1990, 335 (8697): 1078-1080.

［125］Hatemi G, EULAR Expert Committee, et al. 2018 update of the EULAR recommendations for the management of Behçet's syndrome. Ann Rheum Dis. 2018, 77 (6)：808-818.

［126］Unizony SB, et al. Antineutrophil cytoplasmic antibody-associated vasculitis, in Hochberg MC, Silman AJ, Smolen JS, et al. Rheumatology, 6th ed. Philadelphia: Mosby, 2015, 1310-1321.

［127］Watts R, Lane S, Hanslik T, et al. Development and validation of a consensus methodology for the classification of the ANCA-associated vasculitides and polyarteritis nodosa for epidemiological studies. Annals of the Rheumatic Diseases, 2007, 66 (2): 222-227.

［128］李胜光，张清，周惠琼. 抗中性粒细胞胞质抗体相关性血管炎的病情评估方法及其相关性. 北京大学学报（医学版），2018，50（6）：1022-1026.

［129］van den Hoogen F, Khanna D, Fransen J, et al. 2013 classification criteria for systemic sclerosis: an

American college of rheumatology/European league against rheumatism collaborative initiative. Ann Rheum Dis, 2013, 72 (11): 1747-1755.

[130] Lynch BM, Stern EP, Ong V, et al. UK scleroderma study group (UKSSG) guidelines on the diagnosis and management of scleroderma renal crisis. Clin Exp Rheumatol, 2016, 34 (Suppl. 100): S106-S109.

[131] Kowal-Bielecka O, Fransen J, Avouac J, et al. Update of EULAR recommendations for the treatment of systemic sclerosis. Ann Rheum Dis, 2017, 76: 1327-1339.

[132] Wigley FM, Flavahan NA. Raynaud's Phenomenon. N Engl J Med, 2016, 11；375 (6): 556-565.

[133] Koide K akayasu arteritis in Japan. Heart Vessels Suppl, 1992；7: 48.

[134] Lupi-Herrera E, Sánchez-Torres G, Marcushamer J, et al. Takayasu's arteritis. Clinical study of 107 cases. Am Heart J, 1977, 93 (1): 94.

[135] Gary S. Firestein, Ralph C. Budd, Sherine E. Gabriel, et al. KELLEY & FIRESTEIN'S Textbook of Rheumatology, 10th ed, 2017.

[136] Mekinian A, Comarmond C, Resche-Rigon M, et al. Efficacy of biological-targeted treatments in Takayasu arteritis: multicenter, retrospective study of 49 patients. Circulation, 2015, 132: 1693-1700.

[137] Corban MT, Duarte-Garcia A, Mcbane RD, et al. Antiphospholipid syndrome: role of vascular endothelial cells and implications for risk stratification and targeted therapeutics. J Am Coll Cardiol, 2017, 69: 2317-2330.

［138］邵钫钰，冯娟，王宪. 抗磷脂抗体引起血管内皮细胞功能紊乱的机制及其病理生理意义. 生理科学进展，2018，49（3）：172-176.

［139］徐沪济，贝政平. 风湿免疫性疾病诊疗标准. 上海：上海科学普及出版社，2015: 306.

［140］Hoffman GS. Giant cell arteritis. Annals of Internal Medicine, 2016, 165 (9): ITC65.

［141］Dasgupta B, Borg FA, Hassan N, et al. BSR and BHPR guidelines for the management of giant cell arteritis. Rheumatology, 2010, 49 (8): 1594-1597.

［142］Hunder GG, Bloch DA, Michel BA, et al. The American college of rheumatology 1990 criteria for the classification of giant cell arteritis. Arthritis Rheum, 1990, 33 (8): 1122-1128.

［143］Mukhtyar C, Guillevin L, Cid MC, et al. EULAR recommendations for the management of large vessel vasculitis. Annals of the Rheumatic Diseases, 2009, 68: 318-323.